Du même auteur, aux éditions Leduc.s

Le pamplemousse malin, 2016.
Mes petites recettes magiques paléo, 2016.
Le grand livre du bicarbonate, pour se soigner et pour la maison, 2015.
Mes petites recettes magiques asiatiques, avec Xavier Kreutzer, 2012.
Mes petites recettes magiques à moins de 300 calories, 2012.
Mes petits apéros dînatoires magiques, avec Xavier Kreutzer, 2012.
L'ortie, c'est malin, 2012.
Les épices, c'est malin, 2012.

Découvrez la bibliographie complète de l'auteur :
www.editionsleduc.com/alix-lefief-delcourt

Illustrations : Fotolia
Maquette : Nordcompo

17, rue du Regard
75006 Paris – France
E-mail : info@editionsleduc.com
ISBN : 979-10-285-0182-2
ISSN : 2425-4355

C'EST MALIN
POCHE

ALIX LEFIEF-DELCOURT

LA LEVURE DE BIÈRE C'EST MALIN

LEDUC.S
ÉDITIONS

« Pour moi, c'est une petite fée qui
intervient dans votre vie
pour l'embellir en vous embellissant. »

Micheline Cotté
Les secrets bienfaisants de la levure de bière vivante, Edinat, 1983.

Sommaire

Introduction

La levure de bière fait déjà partie de votre quotidien. Si vous mangez du pain, buvez de la bière ou du vin, c'est grâce à elle et à ses pouvoirs magiques : elle fait lever la pâte et transforme le sucre en alcool. Mais ce champignon microscopique bienfaisant sait aussi faire bien d'autres choses ! C'est en effet un **remède naturel d'une extraordinaire efficacité** contre de nombreux petits maux, et un **secret de beauté** partagé par les femmes depuis des milliers d'années. Son exceptionnelle richesse nutritionnelle a suscité – et suscite toujours – l'intérêt de la communauté scientifique mondiale. Les nombreux travaux réalisés sur la levure de bière sont unanimes pour reconnaître ses qualités, qui égalent voire surpassent souvent celles des médicaments disponibles sur le marché.

Énième produit miracle ou remède de grand-mère ? La levure de bière est bien plus que cela ! Elle ne doit pas en effet être considérée comme un médicament, mais comme **un aliment naturel à part entière.** On la considère même parfois comme l'aliment le plus intéressant nutritionnellement. Avec ses 16 acides aminés, ses 14 minéraux et ses 17 vitamines, elle a peu de concurrents ! Tant et si bien que, dans les années trente, la Société des Nations soutenait déjà son utilisation à large échelle chez les populations des pays sous-développés souffrant de malnutrition. « Étant capables de synthétiser les protéines à partir de matières premières comme les mélasses, certaines levures permettront peut-être un jour de nourrir l'humanité à bon compte », écrivait au milieu du XXe siècle, le pionnier de l'histoire de la pharmacie Eugène-Humbert Guitard*.

Outre ses qualités nutritionnelles, **la levure de bière agit sur les principales fonctions de l'organisme**. Elle comble les carences, stimule le système immunitaire et accélère le métabolisme. Grâce à elle, le corps trouve en lui-même les

* D'après Jacqueline Nicot, in *Histoire de la médecine, Revue d'histoire de la pharmacie*, 1963, vol. 51, n° 176, p. 42.

solutions pour se défendre contre tous les types d'agressions. Résultat : vous tombez moins souvent malade, et guérissez plus rapidement.

15 bonnes occasions de tester la levure de bière !

1. Vous êtes (très) souvent malade l'hiver : grippe, rhume, angine...
2. Vous souffrez de problèmes digestifs (constipation, diarrhée, ballonnements, syndrome du côlon irritable...) ou bien vous êtes victime d'une gastro-entérite.
3. Vous avez la peau sèche ou grasse, les ongles cassants ou mous, les cheveux secs et fourchus.
4. Vous avez un taux de cholestérol trop élevé.
5. Vous avez de l'acné, des boutons ou un autre problème de peau (eczéma, dermite, furoncle...).
6. Vous êtes fatigué, stressé, nerveux...
7. Vous suivez un régime minceur, ou vous avez une alimentation déséquilibrée.
8. Vous êtes végétarien ou végétalien.
9. Vous souffrez de diabète.
10. Vous êtes stressé, fatigué, nerveux...
11. Vous êtes un grand sportif.
12. Vous êtes enceinte, ou prévoyez d'avoir prochainement un bébé.

→

13. Vous suivez un traitement antibiotique.
14. Vous vous apprêtez à partir en voyage dans un pays exotique.
15. Vous voulez vieillir en bonne santé !

PARTIE I

La levure de bière, un vrai aliment santé

CHAPITRE I

Portrait express

Un peu d'histoire

La levure, l'un des plus anciens micro-organismes connus

Contrairement à ce que certains pourraient croire, la levure de bière n'est pas le dernier complément alimentaire à la mode lancé par des laboratoires peu scrupuleux surfant sur l'engouement actuel pour les médecines douces et les produits naturels. Au contraire ! Les levures sont même parfois considérées comme les plus anciens micro-organismes connus par l'Homme. Et **la bière, qui est son premier dérivé, est l'un des plus anciens produits de la civilisation !**

Selon les historiens, les Mésopotamiens et les Sumériens fabriquaient déjà ce type de boissons alcoolisées 10 000 ans avant notre ère ! Les Babyloniens préparaient eux aussi une boisson fermentée en faisant macérer de l'orge ou du froment dans de l'eau. Puis ils la laissaient reposer au soleil avant de la faire bouillir et fermenter. Très tôt, la bière est l'une des boissons les plus connues sur la planète. Que ce soit en Chine ou dans les civilisations précolombiennes, tous les hommes brassaient de la bière, certains à partir de maïs, d'autres de blé ou d'orge, d'autres encore y ajoutaient des fruits ou du miel.

Quant à la fabrication du tout premier pain à pâte levée, on suppose qu'elle est le fruit d'un accident. Le jour où une boisson alcoolisée fut malencontreusement versée dans de la pâte à pain (plat), **les hommes découvrirent enfin le « vrai » pain**… Certains hiéroglyphes montrent ainsi, il y a quelque 5 000 ans, les Égyptiens utiliser la levure pour fabriquer à la fois du pain et des boissons alcoolisées. Les Gaulois, eux, préparaient le pain avec l'écume récupérée lors de la fabrication de la bière. Mais les hommes ignoraient – et ils l'ignoreront encore longtemps – quel était le secret de ce processus magique qui faisait lever la pâte lors de la cuisson.

Le saviez-vous ?

Le mot levure vient tout simplement de l'observation de la fermentation, et notamment celle de la pâte à pain. Dans le langage commun, on dit en effet que le pain « lève ».

La levure de bière, remède santé et beauté chez de nombreux peuples

La levure, et notamment la levure de bière, est aussi connue et utilisée depuis des millénaires pour ses multiples bienfaits santé et beauté. De nombreux peuples l'appréciaient pour adoucir et embellir leur peau. En Égypte, les femmes affichaient **un teint frais et une peau lisse grâce à la « mousse de bière »**. Quant aux Babyloniens, ils priaient Nidaba, la déesse de la bière et de la levure vivante aussi surnommée… déesse de la guérison !

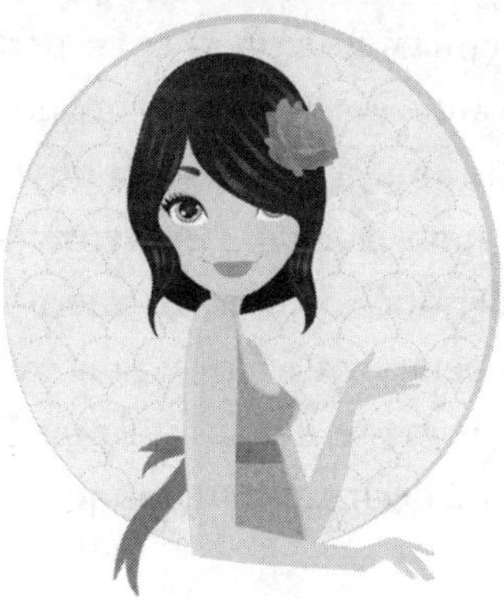

Quelque 400 ans avant notre ère, le célèbre médecin grec Hippocrate utilisait la levure de bière vivante comme remède, notamment pour ses propriétés diurétiques. On la recommandait également pour **soigner certains problèmes de peau et le diabète.** Au Moyen Âge, les moines en étaient de grands utilisateurs : ainsi, ils pouvaient veiller les lépreux sans être contaminés à leur tour par cette terrible maladie. La levure de bière était aussi administrée aux personnes atteintes de rougeole et de scarlatine, deux maladies dangereuses et très souvent mortelles à cette époque.

La levure de bière enfin identifiée

Il faut attendre l'invention du microscope dans les années 1670 par Anton van Leeuwenhoek, un fabricant danois de lentilles optiques, pour identifier les premiers microbes, et en particulier les levures. Ensuite, grâce aux travaux de Louis Pasteur, dans les années 1850/60, la physiologie des levures est enfin élucidée. La levure de bière est vraiment identifiée comme **un micro-organisme vivant**, qui peut vivre avec ou sans oxygène… et sa culture en masse démarre. Après Pasteur, de nombreux médecins et scientifiques du monde entier se penchent sur les vertus bienfaisantes de ce « champignon magique ». Au XIXᵉ siècle, en Allemagne, on la prescrit par exemple à grande échelle pour soigner le diabète, la fatigue ou la malnutrition.

Le saviez-vous ?

Aujourd'hui, la levure de bière est d'une telle importance dans l'industrie que plus de 600 scientifiques issus de 96 laboratoires du monde entier ont collaboré pendant plusieurs années au sein du Yeast Genome Project*, projet de détermination du génome de la levure. Ce travail collectif a permis la publication, en 1997, de la séquence génétique complète de *Saccharomyces cerevisiae*, plus connue sous le nom de levure de bière (voir p. 22).

* Plus d'infos sur le site www.yeastgenome.org

Les apports du docteur Eugène-Louis Doyen

À la fin du XIXe siècle, un médecin fait de la levure de bière son cheval de bataille. Et pas n'importe quel médecin : le docteur Eugène-Louis Doyen (1859-1916) est connu dans le monde entier pour avoir révolutionné la pratique opératoire et créé la chirurgie moderne. Pour la petite histoire, c'est lui qui inspira le personnage du docteur Cottard dans *À la recherche du temps perdu*, de Marcel Proust !

Dans l'un de ses livres, *L'immunité en six leçons*, paru en 1911, le docteur Doyen écrit : « En 1899, Brocq, ayant vu guérir rapidement d'un anthrax un de ses clients qui avait absorbé, à l'exemple des gens du Nord, de la levure de bière, se traita lui-même par cette méthode avec succès, et publia son observation dans la *Presse médicale.* [...] Jacquemin, Debouzy et de Baker (*ndla : médecins également*) recommandèrent les levures dans une grande quantité de maladies et en particulier dans le diabète. [...] J'ai eu immédiatement cette idée qu'il devait exister dans les levures actives une substance immunisante, analogue aux albumines immunisantes des sérums antitoxiques... Je suis arrivé à isoler, à la fin de l'année 1899, de plusieurs échantillons de levure, des extraits albuminoïdes [...] doués d'une action thérapeutique remarquable. »

→

Dès 1900, le docteur Doyen prépare deux solutions à base de levure de bière qui, selon lui, sont très actives contre différentes infections. « Rapidement, les applications de la Staphylase et du “sérum végétal antistaphylococcique” se multiplient, au point d'en faire de véritables panacées. Tout est prétexte à ce traitement : acné à staphylocoques, orgelet, chalazion enflammé, dacryocystite, conjonctivite, kératite, hypopyon, furonculose, anthrax, ostéomyélite, impétigo, ozène, angine pultacée, bronchite, bronchorrhée, entérite, salpingite, leucorrhée, blennorrhée, appendicite infectieuse, phlébite du sinus caverneux, angine phlegmoneuse, pneumonie, phlegmon, lymphangite staphylococcique, etc. »* Selon les propres dires du docteur Doyen, ses deux remèdes auraient permis de traiter plus d'un million de malades dans le monde. Ces produits furent commercialisés jusqu'en 1944, date à laquelle l'usine de fabrication fut détruite par les bombardements allemands.

* Lefebvre Thierry, *Le Dr Doyen, sa Staphylase et sa Mycolysine*, in *Revue d'histoire de la pharmacie*, 79e année, N° 289, 1991. p. 193-198.

La levure de bière, un champignon bien utile

Son nom scientifique : *Saccharomyces cerevisiae*

Ce que l'on appelle traditionnellement « levure de bière » est **un champignon naturellement présent dans l'air, sur la peau de certains fruits et dans le moût de bière.** En pratique, il se présente sous la forme d'une crème de couleur… crème. Ce champignon unicellulaire, comme toutes les levures, est microscopique : sa taille ne dépasse pas les 8 millièmes de millimètres ! On ne peut donc l'observer qu'au microscope.

Son nom scientifique est *Saccharomyces cerevisiae.* En latin, *saccharum* signifie sucre ; *myces* vient du grec *mukês*, qui veut dire champignon, et *cerevisiae* de *cervesia* ou cervoise, mot d'origine gauloise désignant la bière. Avec son nom, tout est dit : ce champignon permet **la fermentation alcoolique de certains sucres comme le saccharose**, et donc la fabrication de la bière. Mais ce n'est qu'une seule de ses nombreuses applications !

Le saviez-vous ?

Si l'on mettait bout à bout toutes les cellules contenues dans un bloc de 500 g de levure, on obtiendrait une chaine de 42 000 km, soit la circonférence de la Terre !*

Les différentes utilisations de la levure de bière

La levure de bière est également utilisée :

- **En boulangerie.** C'est en effet un ingrédient indispensable à la fermentation du pain : c'est la fameuse « levure de boulanger » (voir p. 35). Malgré un nom différent, il s'agit du même champignon : *Saccharomyces cerevisiae*. La levure va se servir du gluten de la farine pour produire du gaz carbonique, sous forme de petites bulles, ainsi que de l'alcool. Ces petites bulles de CO_2 vont se retrouver piégées dans la pâte et vont donc la faire gonfler en essayant de s'échapper. Ainsi, on dit que la pâte « lève ». C'est le secret d'une mie bien aérée ! Voilà pourquoi il est indispensable de laisser la pâte reposer pendant le temps indiqué sur la recette quand on prépare un pain ou une brioche. Ensuite, on met la prépara-

* Source : www.toutsurlalevure.fr

tion au four : la pâte gonfle encore rapidement, l'alcool s'évapore puis, une fois la température de 50 °C atteinte, la levure meurt. Le processus de fermentation est terminé, la cuisson en tant que telle démarre. À noter : la levure produit également des composés aromatiques qui donnent toute leur saveur au pain.

- **Dans la fabrication du vin.** La levure, naturellement présente sur les grains de raisin, permet la transformation du sucre du fruit en alcool. Des souches spécifiques sont sélectionnées et ajoutées lors du processus de fermentation.
- **Dans l'industrie agroalimentaire**, pour la fabrication de potages, bouillons cube, sauces, fonds de volaille, plats cuisinés… En effet, la levure de bière, riche en glutamate naturel (voir p. 51) est un excellent exhausteur de goût. Elle relève les saveurs, réduit l'acidité et l'amertume, permet de diminuer la quantité de sel mais aussi améliore la texture des produits pauvres en matières grasses… De plus, elle donne aux plats un petit goût de fromage ou de viande! Scrutez les étiquettes de vos denrées alimentaires : elle peut apparaître sous la dénomination « extrait de levure » ou, parfois, « exhausteur de goût ».
- **Dans l'industrie cosmétique.** Riche en vitamines et minéraux, la levure de bière est intégrée

dans de nombreux produits pour la peau et les cheveux : masques, shampooings... On peut d'ailleurs aussi s'en servir pour la fabrication de cosmétiques maison (voir p. 101).

- **Dans les industries pharmaceutique et parapharmaceutique.** La levure de bière est d'une exceptionnelle richesse nutritionnelle : c'est donc un complément alimentaire de premier ordre. Et c'est d'ailleurs en partie le sujet de ce guide ! On en retrouve aussi dans certains médicaments.
- **Pour l'alimentation animale.** Elle est utilisée comme complément alimentaire, par exemple pour favoriser un meilleur confort digestif des animaux. Certains apiculteurs s'en servent également pour apporter un complément de protéines aux abeilles, notamment pendant l'hiver.

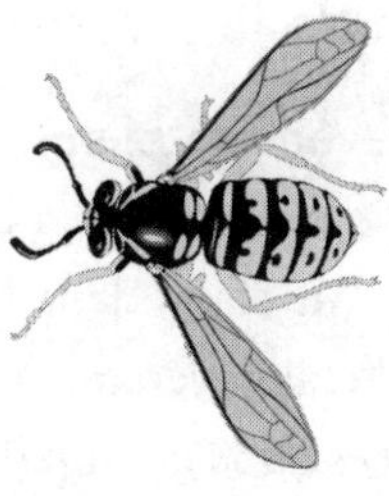

- **Pour la production de bioéthanol,** un biocarburant produit à partir de saccharose – issu de la canne à sucre par exemple – ou d'amidon de maïs.

Les propriétés magiques de la levure

La levure a une capacité d'adaptation extraordinaire ! Quand il y a de l'air, elle respire ; quand il n'y en a pas, elle fermente.

- **En présence d'air et de sucre**, la levure se multiplie : on dit alors qu'elle « respire ». Elle transforme le sucre en gaz carbonique et en eau, sans production d'alcool. C'est ainsi qu'elle est cultivée pour les fabricants de levure alimentaire.
- **En l'absence d'air** (ou anaérobie), la levure transforme le sucre pour survivre en provoquant une réaction chimique qui libère de l'alcool éthylique (ou éthanol) et des bulles de dioxyde de carbone (ou CO_2). C'est la fermentation alcoolique, qui permet la fabrication de la bière, du vin ou du pain.

La fabrication de la levure de bière

À l'origine, la levure de bière était fabriquée à partir… de la bière. Puis on l'a cultivée sur une base de céréales. Au cours de la Seconde Guerre mondiale, les céréales venant à manquer, elles ont été remplacées dans la plupart des cas par un sous-produit de l'industrie sucrière : **la mélasse de betterave**. Aujourd'hui, la plupart des levures « conventionnelles » (non estampillées bio) sont élevées sur cette matière peu coûteuse et très riche en sucres immédiatement disponibles, et donc parfaite pour une croissance rapide de la levure.

À l'état frais, la levure de bière ressemble à une pâte crémeuse de couleur jaune clair ou crème. Sa durée de conservation est limitée. Voilà pourquoi, la plupart du temps, elle subit **une longue transformation** afin d'être modifiée en poudre sèche : lavage, pressage, séchage sous vide, pulvérisation et tamisage. Au final, elle se présente sous la forme soit d'une poudre beige prête à être conditionnée en gélules ou en capsule, soit de paillettes. Parfois, elle subit également une étape de lyophilisation (déshydratation sous vide à basse température) afin d'augmenter encore un peu plus sa durée de conservation.

Le mode de fabrication actuel de la levure de bière conventionnelle (c'est-à-dire non bio) soulève plusieurs problèmes :

- La levure est peu exigeante, et peut être élevée sur n'importe quel résidu de l'industrie agroalimentaire. Et les fabricants sont souvent avares en explications sur leur procédé de fabrication ! On sait seulement que la mélasse de betterave, qui est l'une des bases les plus courantes, est souvent chargée en **métaux lourds**.

• La mélasse de betterave n'est pas une base suffisante pour nourrir correctement la levure de bière. De nombreux **additifs** ou auxiliaires de croissance sont donc utilisés lors de cette fabrication pour booster la levure et l'enrichir en vitamines : ammoniaque, phosphates, vitamines synthétiques (souvent produits par des organismes génétiquement modifiés).

• Des **produits chimiques** ou auxiliaires de fabrication sont également employés pour nettoyer et purifier la mélasse, éviter la formation de mousse ou laver la levure : acide sulfurique, soude caustique, huiles synthétiques…

• En termes d'écologie, ce n'est pas non plus l'idéal car une partie de ces **résidus** est rejetée dans les eaux usées. On estime que la fabrication d'un kilo de levure entraîne la production de 380 g de résidus !

Voilà pourquoi **il est préférable de choisir une levure de bière bio** ! Celle-ci est produite sur une base de céréales (comme le blé ou le maïs) issues de l'agriculture biologique, garanties sans OGM. Aucun auxiliaire de croissance n'est rajouté, car les céréales, contrairement à la mélasse, fournissent une base complète pour le développement des levures. Résultat : la levure est 100 % naturelle, et elle est particulièrement parfumée. De plus, elle respecte mieux l'environnement, et elle est meilleure pour la santé car naturellement riche en vitamines et en minéraux qu'elle puise dans son milieu nutritif.

À noter

Depuis le 1er janvier 2009, la levure peut bénéficier de la mention bio (à condition évidemment de satisfaire à toutes les conditions requises par le cahier des charges). Jusque-là, certaines levures étaient cultivées sur des céréales d'origine biologique mais ne pouvaient pas bénéficier de cette appellation. La raison ? Les micro-organismes, dont elles font partie, ne sont pas d'origine agricole, or seuls les produits d'origine agricole pouvaient être déclarés bio. La nouvelle réglementation bio intègre désormais les levures.

Ses différentes présentations

La levure de bière en gélules et comprimés

La levure de bière est vendue comme complément alimentaire dans les rayons diététiques des grandes surfaces, dans les magasins bio et de produits naturels, en pharmacie et parapharmacie ou sur les sites Internet spécialisés. On la trouve le plus souvent sous forme de gélules ou de comprimés, mais aussi, parfois, sous forme de poudre à diluer (en vrac) ou de liquide.

Il existe non pas un mais deux types de levure de bière.

- **La levure de bière inactive** est celle que l'on trouve le plus souvent. Elle a été séchée à haute température, contrairement à la levure de bière active : elle a donc perdu ses propriétés probiotiques (voir p. 52). Mais elle reste riche en acides aminés (protéines), en vitamines et en minéraux. « Morte », elle n'est plus active, elle n'a donc plus de propriétés fermentantes.
- **La levure de bière active**, aussi appelée vivante ou revivifiable, est séchée très lentement, à une température qui ne dépasse pas les 40 °C, ce qui permet d'améliorer sa conservation tout en gardant ses propriétés probiotiques. Elle conserve également tout son pouvoir fermentant ! Pour le vérifier, ouvrez une gélule de levure de bière active et versez la poudre dans une coupelle avec un peu d'eau tiède. Laissez reposer une trentaine de minutes dans un endroit tiède (par exemple près d'un radiateur) : le mélange va légèrement gonfler et faire des bulles. C'est le signe que votre levure de bière est bien vivante.

Si vous êtes en panne de levure de boulanger, vous pouvez donc tout à fait utiliser des gélules de levure de bière vivante dans la fabrication de vos pains et viennoiseries!

Levure de bière inactive	Levure de bière active
Ses avantages : ✓ Peu coûteuse ✓ Disponible dans de nombreux points de vente	*Ses avantages :* ✓ Propriétés probiotiques
Ses inconvénients : × Aucune propriété probiotique	*Ses inconvénients :* × Plus chère que la levure inactive × Moins courante dans les magasins

À noter

Vivante, active ou revivifiable? C'est la même chose! Vous constaterez sur les emballages des comprimés et gélules de levure de bière que l'adjectif «revivifiable» est plus souvent employé que l'adjectif «vivante». Sûrement pour ne pas effrayer le consommateur qui pourrait être rebuté par l'idée d'ingérer des organismes «vivants». Et pourtant, c'est tout le secret de l'efficacité de la levure de bière!

À noter

On trouve aussi dans le commerce, aux côtés de la levure de bière active ou inactive, de la **levure de bière enrichie** en sélénium, en chrome, en magnésium, etc. Il s'agit de levures élevées dans un milieu particulièrement riche de ce minéral. Celui-ci se retrouve donc dans la composition de la levure et il est plus facilement assimilé par l'organisme grâce à la présence de protéines. À ne pas confondre avec les compléments alimentaires associant levure de bière « classique » + vitamines et minéraux.

Et la levure boulardii ?

La levure boulardii fait partie de la famille des levures de bière : il s'agit simplement d'une variété spécifique, *Saccharomyces cerevisiae* var. *boulardii.* Entre elle et la levure de bière « classique », 10 à 15 % des gènes sont différents. Cette souche de levure a été isolée pour la première fois dans les années vingt par Henri Boulard (d'où son nom de boulardii) sur des fruits exotiques comme le litchi et le mangoustan. Elle est à la base de la fabrication de l'Ultra-levure, un médicament lancé dans les années cinquante par le laboratoire Biocodex. La levure boulardii est particulièrement indiquée pour le traitement de la diarrhée, notamment quand elle est associée à la prise d'antibiotiques. Depuis peu, certaines marques de compléments alimentaires proposent des gélules avec cette

→

souche spécifique. Sur l'étiquette, vérifiez la mention *Saccharomyces cerevisiae* var. *boulardii* ou *Saccharomyces boulardii.* Cette souche de levure de bière a fait – et fait toujours – l'objet de nombreuses études scientifiques pour ses propriétés probiotiques et antidiarrhéiques.

La levure de bière en paillettes

La levure de bière en paillettes est vendue dans les magasins bio et au rayon diététique des grandes surfaces. Elle se présente sous la forme de petits flocons de couleur jaune. La levure est simplement séchée sur des tambours et chauffée avant d'être transformée en flocons. C'est un complément idéal à l'alimentation grâce à sa richesse en protéines, en minéraux et vitamines B. Mais attention ! il ne s'agit pas de levure vivante : elle est dite « désactivée ». Elle n'a donc aucun bienfait probiotique. Inutile aussi de l'utiliser à la place de la levure de boulanger, car elle n'a plus de propriétés fermentantes et levantes.

À noter

Comme pour la levure de bière en gélules, on trouve également des flocons de levure bio (voir p. 28). Ceux-ci sont produits sur une base de céréales, sans recours à des additifs et des produits chimiques. C'est mieux pour la santé... et pour l'environnement !

La levure de bière en paillettes existe sous **deux formes** :

- Nature.
- Maltée. L'ajout de malt d'orge adoucit le goût de la levure, qui peut parfois rebuter certaines personnes. Il lui apporte une saveur légèrement sucrée. Certains vous diront aussi que la levure maltée donne aux plats un petit goût de fromage, proche de celui du parmesan !

Comment l'utilise-t-on ?

- Saupoudrée sur tous les petits plats chauds ou froids : salades, soupes, assiettes de légumes ou de féculents, sauces, yaourts, fromages blancs… Ainsi, vous profitez de son goût intense et de tous ses bienfaits nutritionnels !
- Dans la préparation des pâtés végétaux, des gratins, des galettes… Elle permet d'apporter un goût de fromage ou parfois même de viande

dans les préparations végétariennes. Mais attention, quand elle est chauffée ou cuite, la levure de bière perd ses atouts nutritionnels. On ne profite donc dans ce cas que de son petit goût si particulier !

• Dans la fabrication de cosmétiques maison, et notamment de masques pour le visage. (Voir les recettes dans le chapitre « Applications beauté » p. 101.)

À noter

Ne confondez pas la levure en paillettes avec les germes de blé, également vendus dans les mêmes rayons sous forme de paillettes. Il s'agit de blé germé, déshydraté et transformé en paillettes (notons au passage que ce processus de fabrication lui fait perdre une grande partie de ses bienfaits !). Certaines marques proposent d'ailleurs des mélanges paillettes de levure de bière + paillettes de germes de blé.

La levure de boulanger

Comme son nom l'indique, la levure de boulanger est utilisée en cuisine, notamment pour la fabrication du pain. Il s'agit en fait de levure de bière vivante (voir p. 30), comme celle que l'on emploie comme complément alimentaire.

Fraîche ou séchée à très basse température, elle conserve toutes ses propriétés et son pouvoir fermentant.

Dans la grande distribution, elle existe principalement sous deux formes :

- **Sous forme fraîche (en petits cubes).** Elle est vendue au rayon frais des grandes surfaces, ainsi que dans certaines boulangeries. Il s'agit de levure de bière simplement égouttée et pressée. Elle est de consistance friable et de couleur blanche à crème, et généralement conditionnée en petits cubes de 42 g. Elle doit se conserver au réfrigérateur, et être utilisée rapidement. (Voir son mode d'emploi p. 116.)
- **Sous forme sèche (en sachets).** C'est de la levure fraîche partiellement déshydratée grâce à un séchage à basse température. Elle se conserve ainsi plus longtemps (3 à 6 mois environ) et à température ambiante. (Voir son mode d'emploi p. 117.)

Le saviez-vous ?

Jusqu'en 1825, date de « l'invention » de la levure pressée, la levure était uniquement commercialisée sous forme liquide !* Aujourd'hui, cette dernière est toujours utilisée en boulangerie industrielle.

---

* Source : www.toutsurlalevure.fr

Et le levain ?

Contrairement à la levure de boulanger, qui est une souche de levure cultivée sur une base de céréales ou de mélasse, le levain utilise les multiples souches de levures naturelles et de bactéries lactiques des céréales. Il se développe tout seul sur un mélange de farine et d'eau : on peut même le préparer très facilement à la maison. Le pain au levain a un goût différent de celui fabriqué à base de levure : il est plus acide et plus aromatique. Il se conserve aussi plus longtemps : une bonne semaine.

À noter

Le levain est dit « endogène » (qui provient de l'intérieur) alors que la levure est dite « exogène » (qui provient de l'extérieur).

Les autres levures

Dans la grande famille des levures alimentaires, il existe plus de 350 espèces connues, regroupées en 39 genres différents. Parmi elles, on distingue **les levures nutritives** qui, comme leur nom l'indique, sont prisées pour leurs bienfaits nutritionnels. La plus connue est la levure de bière, mais il en existe bien d'autres ! C'est le cas par exemple de :

• **La levure torula** (*Torulopsis utilis*). Elle est très riche en protéines et en vitamines du groupe B. Mais elle est nourrie sur des résidus de l'industrie du papier, riches en cellulose. Elle est parfois accusée, en raison de son mode de culture, de contenir des traces de métaux lourds (plomb, arsenic).

• **La levure lactique ou levure de kéfir.** Elle est utilisée pour ensemencer le lait afin de le faire fermenter et de produire le kéfir, une boisson originaire du Caucase, légèrement gazeuse. Cette levure a des propriétés probiotiques et est donc indiquée en cas de problèmes de transit ou pour restaurer la flore intestinale.

La levure de bière ne doit pas non plus être confondue avec la « **levure chimique** », traditionnellement vendue en petits sachets de quelques grammes. En fait, malgré son nom, il ne s'agit pas du tout d'une levure au sens premier du terme ! Ce n'est pas un champignon naturel microscopique mais simplement un mélange de bicarbonate de soude avec un élément acide (acide tartrique par exemple) et un élément neutre (amidon de blé ou de maïs par exemple). Lors de la cuisson, le bicarbonate de soude réagit et provoque un dégagement de CO_2, ce qui fait lever la pâte. On peut d'ailleurs simplement la remplacer par du bicarbonate de soude ! La levure chimique, ou devrait-on plutôt dire la « poudre à lever », est utilisée pour les gâteaux, les crêpes… mais pas pour les pains et autres pâtes levées.

CHAPITRE 2

Un cocktail de bienfaits

Une force vitale exceptionnelle

La levure de bière contient tous les éléments dont l'organisme a besoin pour bien fonctionner. Ses principaux atouts : une concentration extraordinaire en vitamines du groupe B, qui en fait la meilleure source de tous les aliments existants, une teneur très intéressante en protéines (plus de 40 %) et un apport important en sels minéraux divers. C'est un produit d'une grande richesse, si bien qu'on la qualifie souvent d'**aliment naturel complet**. Elle agit sur plusieurs plans, tant en prévention qu'en traitement, et elle a également un effet régénérant indispensable pour rester en pleine forme malgré le vieillissement.

Exemple de composition d'une levure de bière revivifiable (gélules)		
	Pour 100 g	**Besoins journaliers chez l'adulte**
Composition nutritionnelle		
Protéines	41 g	
Glucides	46 g	
Lipides	3 g	
Teneur en vitamines		
Vitamine B1	13,1 mg	1,4 mg
Vitamine B2	3,5 mg	1,6 mg
Vitamine B3 ou PP	40,5 mg	15 mg
Vitamine B5	15 mg	10 mg
Vitamine B6	3,4 mg	2 mg
Vitamine B8	100 µg	150 µg
Vitamine B9 (acide folique)	630 µg	300 µg
Vitamine B12	0,3 µg	10 µg

À noter : ces valeurs peuvent dépendre des marques choisies.

Une excellente source de vitamines du groupe B

La levure de bière est d'abord l'une des meilleures sources de vitamines du groupe B essentielles à de nombreux processus métaboliques… voire la meilleure source pour nombre de ces vitamines. Certes, il n'est pas question d'ingérer 100 g de levure de bière chaque jour. La dose journalière recommandée est de 2 à 3 g : c'est parfait pour compléter ses apports dans le cadre d'une alimentation équilibrée et diversifiée. Outre cette richesse, l'intérêt est que les vitamines du groupe B agissent en synergie les unes avec les autres. Prendre de la levure de bière, qui les apporte toutes en même temps, est donc une excellente façon de combler ses besoins.

- **La vitamine B1** ou thiamine intervient dans la transformation des lipides et du glucose en énergie, ainsi que dans le stockage des lipides. Elle est également importante pour la santé des systèmes cardio-vasculaire, nerveux et musculaire.

Les meilleures sources : la levure de bière (13,1 mg/100 g), les germes de blé (2 mg/100 g), les noix de macadamia (1,2 mg/100 g), les graines de pavot (0,8 mg/100 g)…

- **La vitamine B2** ou riboflavine joue un rôle essentiel dans la production d'énergie. Elle

intervient dans la croissance et la réparation de la peau et des tissus (voilà pourquoi on l'appelle la vitamine de la longévité !), ainsi que dans la fabrication des globules rouges (en collaboration avec le fer) et des hormones.
Les meilleures sources : la levure de bière (3,5 mg/100 g), le foie (3 mg/100 g), les rognons (2 mg/100 g), les champignons crus (0,5 mg/100 g), les poissons gras (0,3 à 0,5 mg/100 g), les brocolis et les avocats (0,2 mg/100 g)...

- **La vitamine B3** ou niacine est essentielle au bon fonctionnement des systèmes digestif, nerveux et circulatoire. Ainsi, elle facilite la digestion, intervient dans la dégradation des lipides et la production d'acides gras essentiels aux cellules, et la production du cholestérol (notamment du « bon » cholestérol), protège contre le déclin cognitif, etc. Elle contribue également à la santé de la peau.
Les meilleures sources : la levure de bière (40,5 mg/100 g), le foie (20 mg/100 g), la viande blanche (15 à 20 mg/100 g), le saumon et le thon (18 mg/100 g)...

- **La vitamine B5** ou acide panthothénique participe au bon équilibre de la peau, des muqueuses, des cheveux et des ongles. Elle favorise la régénération cellulaire et la production d'anticorps. Elle a également un rôle important dans la pousse des cheveux, et le maintien de leur couleur naturelle malgré le vieillissement.

Les meilleures sources : la levure de bière (15 mg/100 g), les abats (entre 3 et 6 mg/100 g), le saumon (2 mg/100 g)…

- **La vitamine B6** intervient dans la synthèse de certains anticorps et la production d'énergie. Elle est également essentielle à un bon équilibre psychique car elle participe à la production des neurotransmetteurs (sérotonine, mélatonine…), ces messagers chimiques qui régulent l'humeur. Elle est également particulièrement indiquée pour réduire les nausées de la grossesse et pour favoriser la bonne santé de la peau.

Les meilleures sources : la levure de bière (3,4 mg/100 g), le foie (1 mg/100 g), le saumon (0,7 mg/100 g), le poulet (0,5 mg/100 g), les pois chiches (0,1 mg/100 g)…

- **La vitamine B8** ou vitamine H ou biotine participe à la bonne santé de la peau, des cheveux et des muqueuses, au métabolisme des graisses et des protéines, ainsi qu'à la synthèse de la vitamine B12 et de l'acide folique (vitamine B9). Elle protège aussi le cerveau des effets du vieillissement.

Les meilleures sources : la levure de bière (100 µg/100 g), le foie de veau (75 µg/100 g), les champignons (20 µg/100 g), les œufs (12 à 15 µg/100 g)…

- **La vitamine B9** ou acide folique est essentielle au renouvellement cellulaire, car elle assure une reproduction correcte de l'ADN. En ce sens, elle est indiquée pour prévenir les maladies cardiovasculaires et le cancer. Elle est aussi particulièrement capitale en tout début de grossesse pour assurer le bon développement du tube neural du bébé – et donc de tout son système cérébral et nerveux – et prévenir les malformations.

Les meilleures sources : la levure de bière (630 µg/100 g), les abats de volaille (375 à 770 µg/100 g), le foie d'agneau ou de veau (330 à 400 µg/100 g), les légumineuses (230 à 270 µg/100 g)…

- **La vitamine B12** ou cobalamine est particulièrement utile au bon fonctionnement du système nerveux : elle participe à la protection des nerfs et intervient dans la fabrication des neuromédiateurs… Elle assure un rôle important également dans la reproduction cellulaire et la production d'énergie. Elle peut aussi influer sur la qualité du sommeil.

Les meilleures sources : le foie de bœuf (100 µg/100 g), le foie de mouton ou de veau (60 à 65 µg/100 g), les rognons de bœuf (35 µg/100 g), les rognons de veau (25 µg/100 g), le hareng et les huîtres (15 µg/100 g), le maquereau (12 µg/100 g), la morue séchée, le crabe et la sardine (10 µg/100 g)…

La vitamine B12, un cas particulier

La levure de bière n'est pas la meilleure source de vitamine B12 : elle n'en apporte que 0,3 µg/ 100 g. En effet, les principales sources de vitamine B12 sont les produits animaux : abats, viande rouge, œufs, produits laitiers... Ce qui explique pourquoi les personnes qui suivent un régime végétalien, c'est-à-dire qui ne consomment aucun produit d'origine animale, sont particulièrement exposées à un risque de carences au bout de quelques années, le temps que l'organisme épuise ses réserves (qui, soulignons-le, sont relativement importantes).

Certains produits d'origine végétale contiennent de la vitamine B12, comme le miso, la spiruline ou, dans une moindre mesure, la levure de bière, mais sous une forme qui n'est pas bien absorbée par l'organisme. Conclusion : si vous êtes végétalien, ne comptez pas sur la levure de bière pour combler vos besoins en vitamine B12. Il est conseillé dans ce cas de prendre des suppléments adaptés : demandez conseil à votre médecin ou à un nutritionniste.

D'autres vitamines importantes

Outre les vitamines B, la levure de bière contient d'autres vitamines essentielles à une bonne santé générale.

- **La choline** est parfois considérée comme une vitamine du groupe B. Elle contribue à la synthèse de la lécithine, une substance qui permet à la bile d'assurer la digestion des graisses, et participe à la bonne circulation des graisses et donc du cholestérol. Elle participe ainsi à la prévention des maladies cardio-vasculaires, en collaboration avec la vitamine B12 et l'acide folique.
- **La vitamine E**, ou vitamine de la fécondité, est l'alliée du désir sexuel et aide à lutter contre la stérilité.
- **La vitamine H** entretient la fermeté et l'élasticité de la peau.

Des protéines de qualité

La levure de bière contient plus de 40 % voire 50 % de protéines ! Mieux encore, elle contient 16 acides aminés (ce sont les composants des protéines) et notamment **les huit acides aminés essentiels que l'organisme est incapable de synthétiser** : isoleucine, leucine, lysine, méthionine, phénylalanine, thréonine, tryptophane et valine.

Ce qui est particulièrement intéressant pour les végétariens et les végétaliens ! Une petite explication s'impose… Les protéines sont constituées d'éléments plus petits que l'on appelle acides aminés. Il en existe vingt différents. Parmi eux, huit sont dits « essentiels » car ils ne peuvent pas être synthétisés par l'organisme, ils doivent donc être apportés par l'alimentation. Les protéines animales apportent sans problème ces acides aminés essentiels, ce qui n'est pas le cas des protéines végétales : voilà pourquoi prendre de la levure de bière sous forme de complément alimentaire quand on est végétarien permet de combler ses besoins. « Des expériences d'alimentation ont montré que la levure, grâce à sa teneur élevée en lysine et en valine, constitue **un excellent complément à la protéine des céréales**, et améliore considérablement la valeur nutritive des aliments à base de céréales, tels que le pain », soulignait déjà dans les années cinquante la FAO (Food and Agriculture Organization)*.

* Source : *La levure dans l'alimentation humaine et animale en Allemagne*, Erwin Schmidt. D'après une communication présentée à la sixième réunion du Comité technique de la FAO sur la chimie du bois, Stockholm, 27-28 juillet 1953.

Le saviez-vous ?

La FAO considère que la levure de bière est **l'une des sources végétales de protéines alimentaires les plus intéressantes**, après la spiruline. En effet, 35 g de levure de bière apportent autant de protéines que 100 g de viande. Mais attention, pas question de miser uniquement sur la levure de bière pour combler ses besoins en protéines !

La levure de bière contient plusieurs types de protéines, et parmi elles, **le glutathion.** Cette petite protéine composée de trois acides aminés (cystéine, acide glutamique et glycine) possède plusieurs surnoms notamment « maître antioxydant » ou « super-antioxydant miracle ». Bref, c'est l'antioxydant roi ! Il est présent dans quasiment chacune de nos cellules et, sans lui, notre organisme ne résisterait pas longtemps aux attaques des bactéries et des virus, au vieillissement et ses différentes manifestations physiques et psychiques, à l'accumulation des toxines…

Levure de bière et glutamate naturel

La levure de bière est riche en glutamate* naturel (tout comme les champignons, le parmesan, la morue, les tomates ou le lait), ce qui en fait un excellent exhausteur de goût. Rien à voir avec le glutamate monosodique fabriqué industriellement ! Ce dernier est ajouté à de nombreuses denrées agroalimentaires (notamment les plats cuisinés, les soupes, les sauces...) pour en rehausser la saveur, et apporter un goût appelé « unami »**. On le trouve aussi beaucoup dans la cuisine asiatique. C'est ce glutamate synthétique (et non le glutamate naturel) qui serait responsable des phénomènes d'allergie, aussi connus sous le nom de « syndrome du restaurant chinois » et qui se manifestent par des rougeurs sur le haut du corps, des migraines, une sensation de brûlure, des bouffées de chaleur... « Serait responsable » car les scientifiques ne sont pas d'accord sur la responsabilité du glutamate dans ces réactions allergiques. Certaines études soulignent en effet qu'elles seraient plutôt dues à d'autres ingrédients typiques de la cuisine

→

* C'est l'un des 20 acides aminés constituant les protéines, et il est essentiel dans la synthèse des protéines, mais également comme neurotransmetteur. Mais il n'est pas considéré comme essentiel car l'organisme peut en fabriquer.

** L'unami est considéré comme le cinquième goût, aux côtés du salé, du sucré, de l'amer et de l'acide. Il s'agit de la saveur particulière que l'on retrouve, par exemple, dans les bouillons de viandes, les fromages, les champignons, certains thés et plus généralement dans la cuisine asiatique.

asiatique comme les crevettes, les cacahuètes, les épices ou les herbes.

Attention ! Sur les étiquettes de certains produits alimentaires (comme les bouillons cubes, les fonds de sauce, les biscuits apéritifs...), la liste des ingrédients mentionne parfois « extrait de levure ». Il peut s'agir dans ce cas d'une levure enrichie en glutamate. En choisissant de la levure de bière estampillée bio – et des produits en contenant –, vous avez l'assurance de consommer une levure sans glutamate synthétique ajouté.

Une bonne source de probiotiques

Il existe trois grandes familles de probiotiques : les deux premières sont des bactéries (lactiques et propioniques) et la troisième est… la levure de bière vivante. Selon la définition officielle (Food and Agriculture Organization & Organisation mondiale de la santé, 2001), les probiotiques sont des « micro-organismes vivants qui, lorsqu'ils sont administrés en quantités adéquates, produisent un bénéfice pour la santé de l'hôte ». Ces micro-organismes amis permettent de **rééquilibrer et renforcer la flore intestinale** composée elle-même de quelque 100 000 milliards de bactéries ! De nombreux facteurs peuvent en effet la dérégler : infection, maladie, stress, déficit immunitaire, prise d'antibiotiques, alimentation déséquilibrée, vieillissement... Or, une flore intestinale bien équilibrée, c'est la garantie d'une bonne santé pour tout l'organisme. Elle joue un rôle fondamental dans le processus de digestion, la synthèse de certaines vitamines, et le renforcement du système immunitaire.

À noter

Seule la levure de bière vivante (aussi appelée revivifiable) a des propriétés probiotiques. La levure de bière inactive n'en a pas à cause du séchage à haute température.

De nombreuses autres substances actives

La levure de bière est également **une bonne source de minéraux.** Elle apporte 14 sels minéraux essentiels. Parmi eux, on peut citer :

- **Le calcium** : il est essentiel pour la solidité et la croissance des os.
- **Le chrome** : il permet la bonne assimilation du sucre, en optimisant les effets de l'insuline, ce qui prévient les risques d'apparition du diabète. La levure de bière est la meilleure source de chrome biologiquement actif, c'est-à-dire

utilisable par l'organisme. En effet, pour être métabolisable, ce minéral doit être lié avec les acides aminés et les vitamines B : c'est exactement le cas de la levure de bière!

- **Le cuivre** : il participe à de nombreuses réactions chimiques. Il intervient aussi dans les capacités d'attention et de mémorisation, participe à la régulation de l'humeur et du sommeil et favorise la production de collagène. Il est également bon pour l'élasticité de la peau et le bon fonctionnement des articulations.
- **Le fer** : il entre dans la composition de l'hémoglobine, qui permet le transport de l'oxygène dans l'organisme.
- **Le magnésium** : il participe à de très nombreuses réactions métaboliques. Il joue notamment un rôle important dans la transmission de l'influx nerveux et la relaxation musculaire, ce qui est important pour la bonne santé cardiovasculaire.
- **Le phosphore** : il contribue à la santé des os et des dents, des nerfs et des muscles. Il intervient dans presque toutes les réactions chimiques cellulaires et participe à la transformation de certains nutriments.
- **Le potassium** : il intervient dans la contraction musculaire, notamment celle du cœur. Il

participe également au bon fonctionnement des reins, à la synthèse des protéines, au métabolisme des glucides…

- **Le soufre** : il est un composant essentiel de nombreuses protéines, de certaines hormones comme l'insuline… Il favorise l'élimination des toxines et la respiration cellulaire.
- **Le zinc et le sélénium** : ils activent de nombreuses enzymes.

La levure de bière est également riche en **substances qui activent les défenses immunitaires**, comme le glucane et le zymosane (qui boostent les défenses de l'appareil intestinal), et en **substances bénéfiques pour le métabolisme**, comme le glutathion, l'acide orotique, la carnitine…

Ses principales indications

Pour résumer les multiples bienfaits de la levure de bière, on peut dire qu'elle agit :

- **Sur le plan général** : elle purifie le sang en participant à l'élimination des toxines, accélère le métabolisme et permet de renforcer les défenses de l'organisme en augmentant le taux de globules blancs. Ainsi, on est plus résistant à la fatigue, aux infections hivernales, aux toxines… Grâce à elle, le corps se défend mieux face aux agressions et tombe ainsi moins souvent malade.

- **Sur le plan nutritionnel** : elle aide à combler les manques en diverses vitamines, notamment du groupe B, et donc à éviter les carences. Ce qui est particulièrement important à certains moments de la vie (croissance, grossesse…). Grâce à sa richesse en protéines, elle permet également de compenser une alimentation déséquilibrée.
- **Sur le plan intestinal** : la levure de bière (vivante uniquement) participe au rééquilibrage et au renforcement de la flore intestinale. Elle exerce également une action bienfaisante sur le fonctionnement général du système digestif.
- **Sur le plan cutané** : elle a un effet antibactérien qui permet de lutter efficacement contre l'acné ou les furoncles. De plus, grâce à sa richesse en vitamines et minéraux, elle est efficace sur le teint terne, la sécheresse et le vieillissement de la peau, les ongles cassants, les cheveux fatigués et fourchus. Bref, c'est un vrai secret de beauté et de jeunesse éternelles !

Voilà pourquoi on la conseille généralement :

- **Aux enfants et aux ados**, en pleine croissance.

• **Aux femmes enceintes et allaitantes.** Elle permet en outre de soulager de nombreux petits maux de grossesse : nausées, vomissements, crampes, fatigue…

• **Aux personnes qui suivent un régime** amaigrissant, ou mangent de façon déséquilibrée.

• **Aux personnes âgées,** pour les aider à lutter contre tous les troubles associés au vieillissement.

• **Aux sportifs**, pour augmenter leur résistance à l'effort.

• Et à **toutes les personnes** qui veulent renforcer leurs défenses immunitaires, avoir une jolie peau, des cheveux et des ongles vigoureux !

Bref, tout le monde peut profiter des 1 001 bienfaits de la levure de bière !

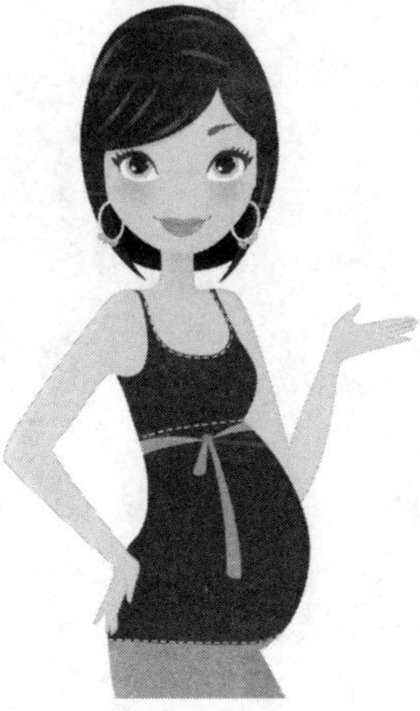

Les bonnes associations

Associée à d'autres produits naturels bien choisis, la levure de bière potentialise leurs effets. Profitez de ces duos de choc !

- **Levure de bière + huile de bourrache :** pour soigner les cheveux et les ongles fragiles, ainsi que les peaux sèches.
- **Levure de bière + ortie blanche :** contre les ongles cassants, la chute de cheveux et l'acné.
- **Levure de bière + chlorure de magnésium :** contre la fatigue, le stress, la nervosité, les troubles du sommeil, en cas de grossesse...
- **Levure de bière + bardane :** en cas de furoncle ou d'abcès.

CHAPITRE 3

La levure de bière en pratique

Le bon dosage

	Adulte	Enfant
Dosage pour la levure de bière en comprimés ou en gélules	2 à 3 grammes par jour (soit 4 à 6 gélules ou comprimés. Vérifiez les dosages indiqués par le fabricant sur l'étiquette).	1 à 1,5 gramme par jour (soit 2 à 3 gélules ou comprimés. Vérifiez les dosages indiqués par le fabricant sur l'étiquette).
Dosage pour la levure en paillettes	2 à 3 cuillères à café par jour, à saupoudrer sur les petits plats.	1 à 1,5 cuillère à café, à saupoudrer sur les petits plats.

→

	Adulte	Enfant
Dosage pour les autres présentations (liquide, sachets…)	Référez-vous aux indications données par le fabricant.	
Durée idéale d'une cure	2 mois, à renouveler régulièrement dans l'année.	

À noter

Il n'y a pas de risque de surdosage avec la levure de bière. Mais inutile de forcer les doses : elle ne sera pas plus efficace !

Précautions générales

Pour la levure de bière vivante (en gélules ou en comprimés)

Ne la prenez pas en même temps qu'un liquide ou un aliment chaud (plus de 40 °C), car les températures trop hautes détruisent ses bienfaits probiotiques.

Pour la levure de bière en paillettes

Afin de conserver tous ses bienfaits nutritionnels, ne la faites pas chauffer. L'idéal est de la saupoudrer sur des plats crus (salades, yaourts...) ou après cuisson (soupes, plats de légumes, etc.).

Et la bière dans tout ça ?

Si la levure de bière a autant de bienfaits pour la santé, qu'en est-il de la bière qui, rappelons-le, en contient ! Au Moyen Âge, la bière était principalement fabriquée à partir d'orge malté, d'eau et de levure. Elle constituait donc pour les populations une source intéressante de protéines et de glucides, à une époque où les mauvaises récoltes et les famines étaient encore courantes. Au XIXe siècle, on s'est rendu compte que les buveurs réguliers de bière étaient moins touchés par les maladies que les autres lors des grandes épidémies. « Les statistiques de mortalité concernant le personnel des brasseries, c'est-à-dire des consommateurs de bière, montrent des chiffres extrêmement bas dans les périodes d'épidémies frappant durement l'ensemble de la population. On peut citer à cet égard l'épidémie cholérique de Hambourg (1893) et des épidémies typhiques récentes dans d'autres cités », écrit Paul Petit, professeur à la Faculté des sciences de Nancy et directeur de l'École de Brasserie de Nancy dans la revue *Brasserie et malterie.*

→

La bière aurait donc des vertus, mais pas question pour autant de la conseiller comme réflexe santé ! Rappelons en effet qu'elle contient de l'alcool, et qu'alcool et santé ne font pas du tout bon ménage.

Contre-indications et effets indésirables

Les cures de levure de bière peuvent être suivies par tout le monde, petits ou grands. Elles sont très bien tolérées et ne présentent **aucune contre-indication majeure.** Elles peuvent aussi être suivies en même temps que n'importe quel autre traitement. À noter toutefois :

• Dans de rares cas, la prise de levure de bière peut contribuer à déclencher **une migraine, des démangeaisons ou des rougeurs**. Arrêtez le traitement : tout rentrera dans l'ordre rapidement.

• Inutile de suivre en même temps **un traitement antifongique** (pour une mycose, par exemple) et une cure de levure de bière : cette dernière serait purement et simplement inefficace ! En effet, comme leur nom l'indique, les antifongiques ont pour objectif de détruire les champignons. Or, la levure de bière est un champignon, certes bienfaisant, mais un champignon tout de même !

- Certaines levures sont cultivées sur une base de céréales, notamment le blé, qui contient du gluten. La question de savoir si la levure de bière est déconseillée aux personnes qui souffrent d'**intolérance au gluten** est donc légitime. Mais la réponse n'est pas aussi simple ! En effet, le rôle de la levure est de transformer l'amidon et les protéines de ces céréales, dont le gluten. Dans la réalité, la levure peut encore contenir des traces de gluten, plus ou moins importantes selon les fabricants. Certains d'ailleurs affichent la mention « Peut contenir du gluten » sur les étiquettes. De manière générale, et par souci de précaution, la consommation de levure est donc déconseillée aux personnes souffrant d'une forte allergie au gluten ou maladie cœliaque.
- Si vous souffrez d'une **maladie inflammatoire de l'intestin** (maladie de Crohn, par exemple), prudence également. Certaines études avancent que la levure de bière peut présenter un intérêt dans cette maladie, mais d'autres indiquent que sa consommation peut aggraver les symptômes ! Dans tous les cas, il est toujours préférable de demander conseil à votre généraliste ou votre spécialiste.

• Les personnes qui suivent **un traitement contre la dépression à base d'IMAO** (inhibiteurs de la monoamine oxydase) doivent éviter la levure de bière car elle contient de la tyramine, un composé organique qui, associé à ce médicament, peut causer une hypertension artérielle brutale.

PARTIE 2

Applications pratiques

CHAPITRE I

Ses applications santé

L'intérêt de la levure de bière est double. Elle peut être prise :

- **En prévention**, pour renforcer les défenses naturelles de l'organisme, pour éviter la fatigue ou certaines carences lors d'un régime alimentaire…
- **Comme traitement** en cas de symptôme particulier : diarrhée, problème de digestion, perte d'appétit, infection…

Dans tous les cas, **on emploiera de préférence de la levure de bière vivante** en gélules ou comprimés, pour profiter à la fois de sa richesse nutritionnelle et de ses bienfaits probiotiques. Parfois, la levure boulardii sera la plus adaptée.

Pour une efficacité maximale, fiez-vous aux indications données dans ces pages.

Ballonnements, constipation, mauvaise digestion

Grâce aux probiotiques, aux vitamines B et aux protéines qu'elle contient, la levure de bière vivante permet **une meilleure action des sucs digestifs et une meilleure contraction des muscles de l'appareil digestif.** En clair, en cas de problème de digestion, misez sur ce remède 100 % naturel. La levure de bière régénère aussi la flore intestinale qui peut être déséquilibrée par une mauvaise alimentation, le stress ou la fatigue. Résultat : la digestion est plus facile. Finis les douleurs abdominales et autres ballonnements ! En cas de constipation, elle est aussi très efficace, et ce sans effet secondaire (les laxatifs, eux, ont tendance à rendre les intestins paresseux !).

En pratique

• Suivez régulièrement des cures de levure de bière vivante en prévention, si vous avez tendance à avoir des problèmes de transit ou de ballonnements par exemple.

• En cas de problème ponctuel (constipation, par exemple), prenez de la levure de bière vivante pendant une dizaine de jours : tout devrait rapidement rentrer dans l'ordre. N'hésitez pas à poursuivre votre cure pendant quelques semaines : cela ne peut être que bénéfique pour votre flore intestinale.

Le conseil en + : si vous souffrez d'une maladie inflammatoire de l'intestin (maladie de Crohn), la levure de bière peut vous être contre-indiquée (voir p. 62). Demandez impérativement conseil à votre médecin.

Voir aussi « Syndrome du côlon irritable » (p. 93).

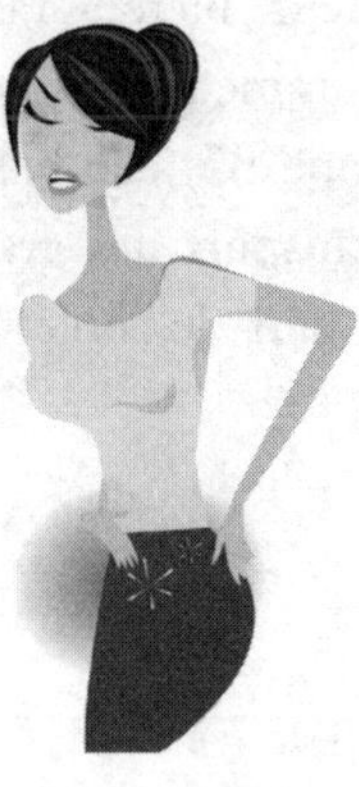

Cholestérol

Le cholestérol est une substance indispensable au bon fonctionnement de l'organisme. Le problème, c'est quand il y en a trop ! De plus, il faut distinguer le « bon » cholestérol, et le « mauvais ». Ce dernier encrasse et bouche les artères et entraîne, à terme, un risque plus élevé de maladies cardio-vasculaires. Aujourd'hui, on estime que ces maladies sont la première cause de mortalité sur la planète ! Près d'un Français sur trois souffre d'un taux de cholestérol trop élevé. Pour combattre ce problème, il est bien sûr nécessaire de revoir son mode d'alimentation et son hygiène de vie. En plus de ces deux mesures incontournables, certains produits peuvent aider dans la lutte anticholestérol. C'est le cas de la levure de bière. Grâce à certains de ses composants comme la choline et l'inositol, mais aussi la vitamine B3, **elle participe de manière efficace au transport des graisses**, et donc à la régulation du taux de cholestérol.

En pratique

Faites régulièrement des cures de levure de bière.

Le conseil en + : adoptez une alimentation et une hygiène de vie saines ! Pour cela, limitez votre consommation de graisses d'origine animale (viande, beurre, fromages…), et misez sur les « bonnes » graisses, c'est-à-dire les matières grasses végétales (huile d'olive, de colza, de noix, en alternance) et les poissons gras (saumon, thon, maquereau, hareng, sardine…). Et n'oubliez pas que le sport est également un bon moyen d'entretenir la santé de ses artères et donc de prévenir les risques de maladie cardio-vasculaire !

Croissance

La levure de bière peut sans problème être donnée aux enfants en pleine croissance : elle est même un soutien précieux. Rappelons que c'est l'un des aliments naturels les plus complets, riche en diverses vitamines, minéraux et protéines. **Un vrai cocktail bénéfique** pour aider les enfants à bien grandir et, par la même occasion, à renforcer naturellement leurs défenses. Bien utile notamment à l'approche de l'hiver et de son cortège de microbes et de virus !

En pratique

Faites régulièrement suivre à vos enfants des cures de levure de bière (en respectant le dosage indiqué p. 59), particulièrement aux changements de saison.

Le conseil en + : les enfants devenus ados ont tout intérêt à poursuivre régulièrement ces cures, car la levure de bière est, entre autres, un excellent remède contre les problèmes de peau typiques de l'âge « ingrat », comme l'acné (voir « Acné » p. 102).

Dermite séborrhéique

La peau de votre visage est très sèche, elle est rouge et pèle par endroits, particulièrement sur le front, sur les ailes du nez, à la racine des sourcils et des cheveux ? Il s'agit sûrement d'une dermite séborrhéique. Cette affection est très courante, mais ses causes restent floues. Elle serait due à un champignon microscopique qui déséquilibre la flore naturelle de la peau, phénomène accentué par le froid, le stress, l'anxiété ou les soins trop agressifs. La levure de bière se révèle bien utile dans ce cas grâce à **ses propriétés rééquilibrantes**. De plus, ses vitamines B (et plus particulièrement B2, B5 et B8) sont essentielles pour le maintien d'une peau en bonne santé.

En pratique

Faites une cure de levure de bière vivante pendant 2 mois. Vous constaterez très vite les effets positifs !

Le conseil en + : évitez les savons et les soins agressifs pour la peau. Employez de préférence un savon doux ou un pain dermatologique, et hydratez votre peau avec une crème très fluide. Inutile de vouloir graisser à tout prix la peau, cela ne ferait que l'empêcher de respirer correctement !

Voir aussi « Eczéma » (p. 77).

Diabète

À la fin des années 1950, des chercheurs ont découvert que les rats nourris à la levure de bière ne présentaient pas d'intolérance au glucose liée au vieillissement (qui est aujourd'hui considérée comme l'un des facteurs de risque du diabète de type 2). Ils ont ainsi mis en évidence, dans la levure de bière, le rôle du chrome, ou plus précisément d'un complexe de chrome organique, qu'ils ont baptisé FTG ou facteur de tolérance au glucose. La levure de bière, qui est la meilleure source de chrome biodisponible (car combiné aux vitamines B et aux acides aminés), a ainsi la particularité d'avoir **un effet hypoglycémiant**. En clair, elle agit sur le métabolisme des glucides en optimisant l'action de l'insuline. Ainsi, elle permet de mieux réguler le niveau de sucre dans le sang et de diminuer les besoins en insuline chez les diabétiques.

En pratique

Suivez régulièrement des cures de levure de bière.

Le conseil en + : la prise de levure de bière ne dispense bien évidemment pas d'un traitement adapté et d'un régime alimentaire strict! Dans tous les cas, n'hésitez pas à demander conseil à votre médecin.

Diarrhée

Les causes d'une diarrhée peuvent être très nombreuses. Dans un grand nombre de cas, elle est liée à une intoxication alimentaire, et plus précisément à la consommation d'un aliment ou d'eau contaminés par une bactérie ou un parasite. Les troubles sont gênants mais sans gravité, et ils ne durent généralement que quelques jours, le temps que l'organisme élimine le germe responsable. Pour l'y aider, la levure de bière est particulièrement indiquée pour **rétablir l'équilibre de la flore intestinale** mis à mal. Et plus particulièrement la levure boulardii (voir p. 32) dont l'efficacité antidiarrhéique est attestée par de nombreuses études.

En pratique

- Dès le début d'une diarrhée, prenez de la levure de bière boulardii pendant une dizaine de jours. Pour les dosages, fiez-vous aux indications mentionnées sur l'étiquette (les compositions diffèrent selon les fabricants).
- En parallèle, adoptez une alimentation légère et pauvre en graisses, en viandes et en fruits crus.

Le conseil en + : la diarrhée est le plus souvent sans gravité, mais il faut veiller à boire suffisamment afin de limiter les risques de déshydratation. Si elle est accompagnée d'une forte fièvre, de douleurs abdominales intenses, de sang dans les selles ou de signes de déshydratation (notamment chez les enfants et les personnes âgées), il est nécessaire de consulter rapidement un médecin.

Pour la diarrhée liée à la prise d'antibiotiques, voir « Traitement antibiotique » (p. 95).

Pour la diarrhée du voyageur, voir « Turista » (p. 96).

Eczéma

Cette maladie de peau, qui se caractérise par des rougeurs, des squames et des démangeaisons, est très courante. On estime qu'entre 15 et 30 % des enfants et entre 2 et 10 % des adultes en seraient atteints dans les pays industrialisés. Il existe de nombreuses solutions naturelles pour soulager la gêne occasionnée, comme l'aloe vera, l'huile d'amande douce, les compresses de camomille…

ou la levure de bière. Son principal atout : **elle agit de l'intérieur pour rééquilibrer la peau.**

En pratique

Faites une cure de levure de bière vivante pendant 2 mois, à renouveler plusieurs fois dans l'année si nécessaire.

Voir aussi « Dermite séborrhéique » (p. 72).

Fatigue

Stress, changement de saison, convalescence, maladie, alimentation déséquilibrée (et donc carences)… les causes de la fatigue sont nombreuses. Dans tous les cas, qu'elle soit d'origine physique ou psychique, ou même les deux, la prise de levure de bière peut aider l'organisme à **recharger ses batteries.**

En pratique

- Faites une cure de levure de bière vivante pendant 2 mois. À renouveler plusieurs fois dans l'année, et plus particulièrement lors des changements de saison, périodes propices à une plus grande fatigue.

- Associez-la à une cure de chlorure de magnésium, excellent contre le stress et pour rebooster son organisme !*

Le conseil en + : la meilleure prévention de la fatigue reste une hygiène de vie saine. Au programme : alimentation équilibrée, sommeil et sport !

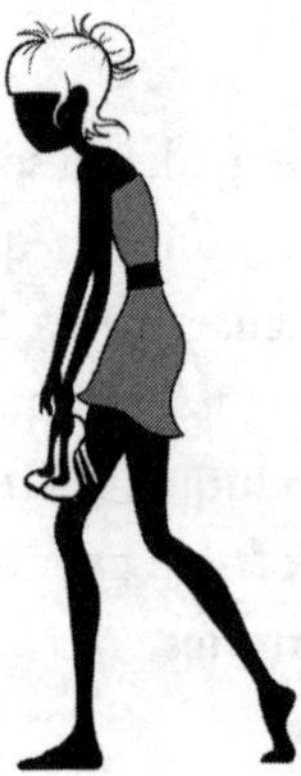

* À lire : *Le chlorure de magnésium malin*, du même auteur, Leduc.s Éditions.

Furoncle

Un furoncle est un petit abcès dû à l'inflammation d'un follicule pileux par une redoutable bactérie : le staphylocoque doré. Pour le faire disparaître, une seule solution : purifier l'organisme et le sang. À la fin du XIXe siècle, la levure de bière est très prisée dans le milieu médical pour traiter ce genre de problème. « On commençait à l'employer méthodiquement pour le traitement des furoncles, écrit Eugène-Louis Doyen dans *L'immunité en six leçons,* paru en 1911. Cette médication avait été d'abord un remède de bonne femme. L'action de la levure de bière contre la furonculose a été signalée en Angleterre, dès 1852, dans le *Lancet* par le docteur Moose. En 1855, les garçons brasseurs de Strasbourg connaissaient son action. Après une longue période d'oubli, la levure de bière fut recommandée de nouveau en 1894, à Wignehies, dans le Nord, par le docteur Debouzy, puis par le docteur Gobert, de Lille, et, en 1896, à Paris par de Backer. Ce remède était jusqu'alors employé d'une manière empirique et sans méthode précise. »

En pratique

• Faites une cure de levure de bière vivante pendant 2 mois.
• Associez-la à une cure de bardane, qui a des propriétés purifiantes et antibactériennes.

Le conseil en + : l'apparition de furoncles à plusieurs endroits du corps (aussi appelée « furonculose ») ou les furoncles à répétition doivent vous inciter à consulter un médecin. En effet, ils peuvent être le signe d'un excès d'acide urique dans le sang ou d'un diabète.

Gastro-entérite

C'est l'hiver que cette infection du système digestif sévit. Ses causes sont le plus souvent d'origine virale, mais certaines gastro-entérites peuvent aussi être d'origine bactérienne. Les symptômes sont bien connus : nausées, vomissements, crampes abdominales, diarrhées... Ils surviennent brutalement et peuvent être impressionnants, mais ils disparaissent généralement au bout d'un à trois jours. Plusieurs études ont démontré que l'administration de levure boulardii (voir p. 32) les réduit significativement. On conseille généralement aux patients souffrant de gastro-entérite de renforcer leur consommation de yaourts afin de profiter des bienfaits des ferments lactiques. Mais la prise de levure se révèle plus efficace, car **son action est plus complète** : renforcement de l'effet barrière de la flore intestinale, neutralisation de certaines toxines bactériennes, action « nourrissante » sur la muqueuse intestinale. Résultat : la durée moyenne et la fréquence des selles sont nettement réduites, et vous guérissez plus vite !

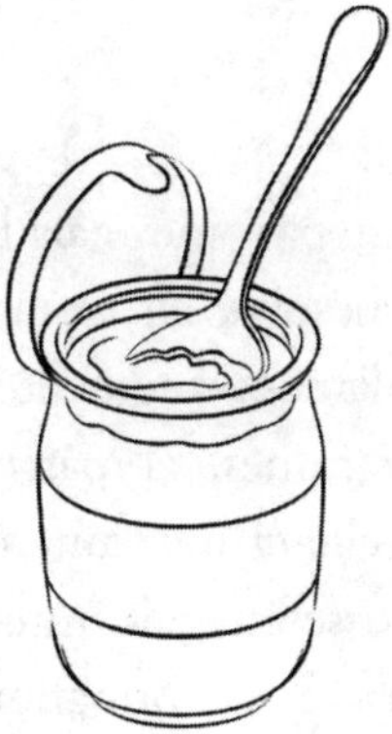

En pratique

• Dès les premiers symptômes d'une gastro-entérite, prenez de la levure de bière boulardii pendant une dizaine de jours, en respectant le dosage indiqué sur l'emballage.

• Après le traitement, mangez régulièrement des yaourts (ferments lactiques) afin de renforcer votre flore intestinale.

Le conseil en + : si les symptômes persistent ou si la gastro-entérite touche un enfant en bas âge, une personne âgée ou malade, n'hésitez pas à demander conseil à un médecin.

Grossesse

La grossesse n'est pas une maladie… mais une période où les besoins en certains nutriments sont considérablement augmentés ! C'est le cas de certaines vitamines, et particulièrement la vitamine B9. Celle-ci joue un rôle dès le tout début de la grossesse. Elle intervient dans la division cellulaire et la formation des globules rouges. Elle est donc essentielle pour le bon développement du fœtus et la prévention de certaines malformations. Or, la levure de bière est **une excellente source de vitamine B9, entre autres**! Ce cocktail de bienfaits ne peut qu'être bénéfique à la future maman et à son bébé. La levure de bière a également démontré son efficacité pour lutter contre tous les petits maux liés à la grossesse : nausées, vomissements, crampes…

En pratique

- N'attendez pas d'être enceinte pour entamer une cure de levure de bière vivante. Commencez dès que vous avez un projet de bébé!
- Faites une nouvelle cure après la naissance de votre bébé : la levure de bière est idéale pour entretenir la beauté des cheveux, qui ont tendance à chuter après l'accouchement.

Le conseil en + : vous pouvez également associer levure de bière et magnésium, pour plus d'efficacité sur les petits troubles de la grossesse. Dans tous les cas, demandez conseil à votre médecin ou votre pharmacien.

Perte d'appétit

Perdre l'appétit est un phénomène fréquent qui peut être lié à plusieurs facteurs : maladie, stress, anxiété, dépression… Dans tous les cas, la levure de bière peut être efficace. D'ailleurs, la Commission E* recommande son utilisation en cas de perte d'appétit. Son secret ? **Sa forte teneur en vitamine B1 qui stimule les sécrétions de l'estomac et du pancréas**, et donc l'appétit : on l'appelle d'ailleurs la « vitamine de l'appétit ». De nombreuses personnes sont susceptibles de souffrir d'une carence en vitamine B1, et plus particulièrement les personnes âgées ainsi que les végétariens et les végétaliens (car cette vitamine est surtout présente dans les produits d'origine animale).

En pratique

Faites une cure de levure de bière pendant 2 mois.

---

* Comité scientifique, composé de vingt-quatre experts reconnus en médecine, toxicologie, pharmacologie, phytothérapie… qui a évalué l'utilisation et l'efficacité de plus de 250 plantes ou combinaisons de plantes, entre 1978 et 1994.

Le conseil en + : si la perte d'appétit est associée à un dégoût pour la nourriture, n'hésitez pas à en parler à votre médecin. Lui seul est apte à poser le diagnostic d'anorexie mentale, et à vous orienter vers un traitement adapté.

Régime minceur

Soyons clairs, la levure de bière n'aide pas à perdre du poids. Mais **elle peut aider à rester en forme lors d'un régime minceur**! En effet, lorsque l'on suit un régime, surtout lorsqu'il s'agit d'une méthode soi-disant miracle mais totalement déséquilibrée, les risques de carences sont grands, notamment en vitamines et minéraux. À la clé, manque d'énergie, fatigue… et donc perte de motivation qui risque bien de compromettre la réussite du régime! La levure de bière est dans ce cas parfaitement indiquée car elle apporte à l'organisme une partie des nutriments dont il a besoin pour bien fonctionner. Grâce à elle, vous restez en pleine forme, et gardez votre motivation pour poursuivre votre perte de poids.

En pratique

La levure de bière est un excellent complément si vous suivez un régime, notamment pauvre en protéines et en vitamines du groupe B : n'hésitez pas à entamer une cure dès le début de votre régime !

Le conseil en + : attention, la levure de bière ne va pas combler toutes vos carences. Évitez les régimes complètement déséquilibrés, axés par exemple sur un seul type d'aliments !

La levure de bière fait-elle grossir ?

Contrairement aux idées reçues, la levure de bière ne fait pas grossir (ce qui n'est pas le cas de... la bière !). Certes, elle stimule l'appétit chez les personnes qui en manquent, mais ne le démultiplie chez les autres.

Régime végétarien

La levure de bière est un complément alimentaire particulièrement intéressant si vous suivez un régime végétarien, ou si vous mangez peu de viande. En effet, elle est riche en protéines : plus de 40 % de sa composition. Mais aussi et surtout, elle apporte, comme les produits d'origine animale, **des protéines complètes**, c'est-à-dire contenant les acides aminés indispensables que l'organisme ne peut synthétiser (contrairement aux protéines incomplètes des céréales et des légumineuses). Autre atout de taille : la levure de bière apporte **des vitamines B**. Or les végétariens ont des risques plus élevés de carences en vitamines B car les aliments qui en sont les plus riches sont d'origine animale.

En pratique

- Suivez régulièrement des cures de levure de bière vivante en gélules.
- Vous pouvez également prendre l'habitude de saupoudrer vos plats de levure de bière en paillettes : elle apporte un bon complément de protéines et de vitamines du groupe B.

Rhume, grippe

En hiver, vous êtes très souvent malade : rhume, angine, grippe… C'est sûrement le signe que votre système immunitaire n'est pas assez fort pour résister aux attaques des virus et des bactéries. La meilleure des solutions, c'est de miser sur la prévention ! Comment ? **En renforçant vos défenses immunitaires naturelles** grâce à la levure de bière. Outre sa composition exceptionnelle en vitamines et minéraux, elle contient du glutathion, qui a prouvé son efficacité dans les maladies hivernales. En effet, cet antioxydant puissant (voir p. 50) augmente la quantité de globules blancs, qui sont les meilleurs défenseurs de l'organisme face aux microbes.

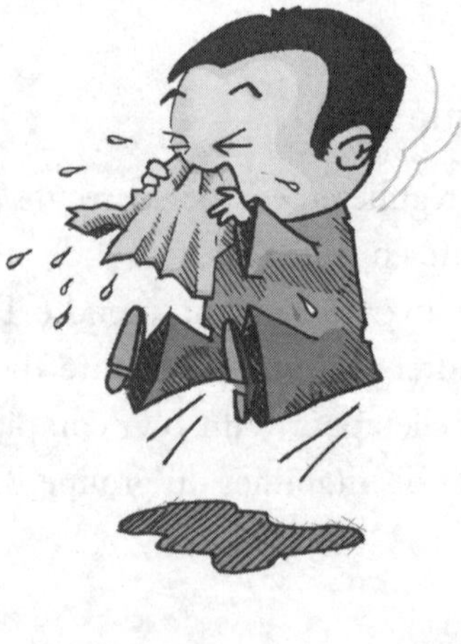

En pratique

Dès le mois de septembre, faites une cure de 2 mois de levure de bière vivante. Renouvelez durant l'hiver si nécessaire, particulièrement si vous vous sentez fatigué.

Le conseil en + : pour prévenir la prolifération des microbes, rien de tel qu'une hygiène rigoureuse. En période d'épidémie, pensez à vous laver régulièrement les mains. Ce petit geste tout simple permet d'éviter de nombreuses contaminations !

Sport

La levure de bière est très prisée par les sportifs pour sa richesse en vitamines et minéraux, mais aussi et surtout pour sa grande teneur en protéines d'excellente qualité et en acides aminés essentiels. Outre ces apports, la levure de bière stimule les capacités digestives, et donc **facilite l'assimilation des protéines**. Ce qui représente un atout majeur pour les sportifs qui souhaitent développer leur musculature. En effet, c'est grâce aux protéines que les muscles grossissent.

De plus, la levure de bière favorise l'élimination des produits toxiques du corps, ce qui permet **une meilleure récupération.** Voilà pourquoi on trouve de la levure de bière aujourd'hui sur de nombreux sites commerciaux spécialisés dans la vente de suppléments pour les sportifs, et particulièrement pour les bodybuilders.

Le saviez-vous ?

Selon la légende, le célèbre coureur de fond d'origine tchécoslovaque Emil Zátopek, buvait de la bière pendant les compétitions. Il croyait ainsi restaurer rapidement ses capacités musculaires et prévenir les lésions engendrées par l'effort. Aujourd'hui encore, dans le milieu sportif, certains affirment que la bière favoriserait la récupération après l'effort. Il n'en est rien ! Non seulement la bière n'apporte pas suffisamment de nutriments pour récupérer mais, de plus, elle est plutôt diurétique : elle accentue donc la déshydratation due à l'effort. Sans compter l'apport d'alcool qui perturbe l'organisme. Mieux vaut donc miser sur la levure de bière que sur la bière !

En pratique

- Ne suivez pas l'exemple d'Emil Zátopek, en buvant de la bière, mais préférez les cures de levure de bière, vivante de préférence !
- La dose recommandée par les sites de vente de suppléments oscille entre 3 et 10 grammes par jour. Si vous êtes un sportif de haut niveau, n'hésitez pas à demander conseil à votre coach. Si vous êtes plutôt du genre « sportif du dimanche », contentez-vous de suivre régulièrement des cures aux dosages habituels (voir p. 59).

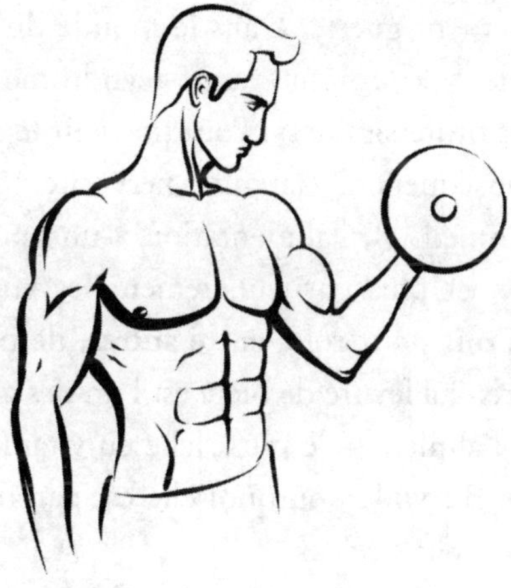

Stress, nervosité

Contrairement à ce que l'on pourrait croire, le stress nous est indispensable. En effet, grâce à lui, notre organisme peut s'adapter aux contraintes extérieures et notamment réagir au danger. Il se manifeste par une accélération du rythme cardiaque, des sueurs, une respiration plus rythmée… Les réflexes sont plus rapides, et on devient, par exemple, capable de freiner au bon moment pour éviter l'accident. Ensuite, l'organisme se calme et tout redevient normal. Mais quand cet état de stress perdure, ou qu'il est trop important pour être géré correctement, l'épuisement guette. Dans le monde du travail, on parle de « burnout » ou de « syndrome d'épuisement professionnel ». Pour prévenir le stress et ses conséquences (fatigue, nervosité, troubles du sommeil…), l'alimentation a un grand rôle à jouer, et plus particulièrement **les vitamines B, qui ont pour rôle, entre autres, de protéger les nerfs**. La levure de bière est l'un des aliments – voir l'aliment – le plus riche en vitamines du groupe B : voilà pourquoi elle est parfaitement indiquée dans ce cas.

En pratique

Faites une cure de levure de bière associée à du magnésium marin (sous forme de nigari*, par exemple). Il a en effet été constaté que le déficit en magnésium augmente l'hypersensibilité au stress. Et que le stress provoque une déperdition accrue de magnésium! Mieux vaut donc combler ses carences pour mieux résister!

Syndrome du côlon irritable

Aussi appelé syndrome de l'intestin irritable (SII) ou colopathie fonctionnelle, ce trouble se caractérise par une alternance d'épisodes de diarrhée et de constipation, accompagnés ou non de douleurs abdominales. Il ne s'agit pas d'une inflammation de l'intestin mais d'un ensemble de symptômes attestant d'un mauvais fonctionnement : la levure de bière boulardii n'est donc pas contre-indiquée (elle l'est en cas de maladie de Crohn par exemple, voir p. 62) : au contraire, elle peut se révéler utile pour soulager

---

* Pour en savoir plus sur le nigari, qui est la forme naturelle du chlorure de magnésium, lisez *Le chlorure de magnésium malin*, du même auteur, Leduc.s Éditions.

le malade **en atténuant notamment la fréquence et l'intensité des douleurs**, des flatulences et des ballonnements, et en régularisant le transit intestinal.

En pratique

Ce syndrome est la plupart du temps chronique : il peut donc être utile de suivre régulièrement des cures de levure de bière boulardii afin de minimiser les récidives.

Le conseil en + : en parallèle, réduisez votre consommation de fibres insolubles qui peuvent être irritantes pour les intestins (céréales entières) et misez sur les fibres douces, comme l'avoine et l'orge. Veillez également à limiter votre consommation de graisses, d'épices, d'alcool, de thé et de café. Prenez l'habitude de boire régulièrement, tout au long de la journée, et de bien mastiquer lors des repas. Sans oublier d'apprendre à gérer votre stress, qui peut être un facteur déclenchant !

Traitement antibiotique

La France est l'un des plus gros pays consommateurs d'antibiotiques au monde, et les prescriptions sont encore trop souvent abusives. De nombreuses maladies dues à des virus sont traitées par des antibiotiques alors que ceux-ci ne sont efficaces que contre les bactéries ! Or, on sous-estime souvent le danger de ces prescriptions abusives. En effet, ces médicaments ont pour effet de détruire non seulement les « méchantes » bactéries à l'origine de la maladie mais aussi les « bonnes », celles qui sont nécessaires au bon fonctionnement du système immunitaire. Ainsi, c'est **le précieux équilibre de la flore intestinale** qui s'en trouve perturbé. Les résultats se font ressentir à court et moyen termes, avec l'apparition de diarrhées lors du traitement antibiotique, et même après ! Voilà pourquoi on conseille généralement d'augmenter sa consommation de yaourts lorsque l'on suit un traitement antibiotique, afin de profiter des effets probiotiques des bactéries lactiques. La levure de bière, et particulièrement la levure boulardii, se révèle encore plus efficace dans ce cas.

En pratique

- Prenez de la levure de bière boulardii dès le début de votre traitement, et poursuivez pendant une dizaine de jours. Pour le dosage, fiez-vous aux indications données sur le mode d'emploi.
- Dans tous les cas, n'hésitez pas à demander conseil à votre médecin ou pharmacien.

À noter

La levure de bière est particulièrement efficace contre le *Clostridium difficile*, une bactérie causant des diarrhées sévères. Depuis 1995, l'Organisation mondiale de la santé (OMS) la recommande d'ailleurs pour cette utilisation. Les personnes à risques sont les patients qui suivent un traitement antibiotique. La prise de ces médicaments peut en effet entraîner une diminution du nombre des bons organismes présents dans l'intestin, ce qui permet à la bactérie de produire des toxines causant une infection.

Turista

On estime qu'entre deux et cinq touristes sur dix contractent lors de leur voyage la fameuse « diarrhée du voyageur » ou « turista » ! Ce trouble particulièrement gênant et désagréable est le plus souvent lié à l'ingestion d'aliments ou d'eau contaminés par une bactérie (comme l'*Escherichia coli*), un virus ou, plus rarement, un parasite. Ajoutez à cela le décalage horaire, la fatigue et les changements de régime alimentaire : voilà de nombreux autres facteurs qui perturbent eux aussi la flore intestinale. Dans ce cas, la levure boulardii est particulièrement recommandée pour **son action antibactérienne et rééquilibrante**. Ainsi, elle aide l'organisme à éliminer plus vite le germe responsable, et stimule la flore intestinale. Autre avantage : elle est efficace en prévention et en traitement.

En pratique

N'attendez pas d'être malade pour entamer une cure de levure de bière ! Quatre à cinq jours avant votre départ en vacances, commencez votre cure de levure boulardii, et poursuivez-la pendant toute la durée de votre séjour, ainsi que quelques jours après votre retour.

Le conseil en + : la prise de levure de bière ne dispense pas des règles d'hygiène élémentaires, surtout si vous voyagez dans les pays à risques (Amérique Latine, Asie, Afrique) ! Évitez les fruits et légumes crus (ou pelez-les), bannissez les glaçons, mangez la viande bien cuite, et ne buvez que des boissons encapsulées.

Vieillissement

Un célèbre nutritionniste américain, Paul Bragg, a souligné la concentration exceptionnelle en acide nucléique de la levure de bière vivante. Cet élément joue un rôle majeur car il participe à la formation des nouvelles cellules qui remplacent celles qui se sont détériorées. Or, avec l'âge, l'acide nucléique perd progressivement cette capacité. Voilà pourquoi lorsque l'on vieillit, la peau perd son élasticité et sa souplesse, provoquant l'apparition des rides. En prenant de la levure de bière, au contraire, **on déjoue en quelque sorte les effets du temps** en stimulant le renouvellement cellulaire et en retardant le vieillissement. Paul Bragg a testé ses vertus sur de nombreuses personnes âgées : en quelques mois, celles qui prenaient régulièrement de la levure de bière constataient que leur peau était plus souple et plus lisse et leur énergie plus grande !

En pratique

N'attendez pas de vieillir pour commencer une cure de levure de bière ! Faites-en régulièrement tout au long de la vie.

Le conseil en + : en parallèle, rien de tel qu'une hygiène de vie saine pour vieillir en bonne santé. Au programme : une alimentation équilibrée et de l'activité physique, essentielles pour entretenir son corps… et ses neurones !

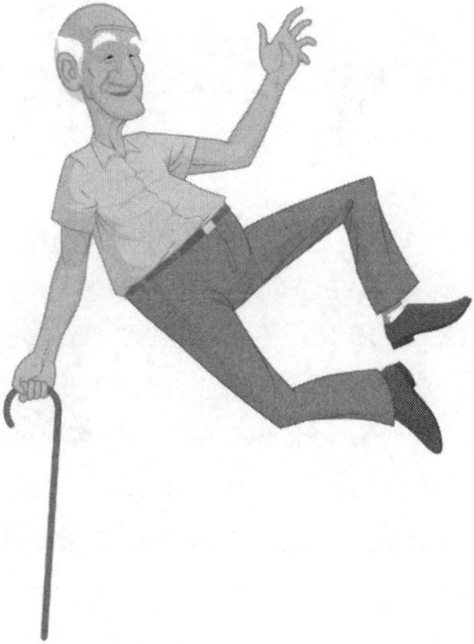

CHAPITRE 2

Ses applications beauté

Le secret pour avoir une belle peau saine et des cheveux éclatants de vitalité ? La levure de bière ! Elle s'utilise en cure interne bien sûr, mais aussi en externe, pour la fabrication de cosmétiques maison : masques visage, masques pour les cheveux, gommages tout doux... D'ailleurs, de plus en plus de marques de cosmétiques l'intègrent dans leurs formules : crèmes, masques, shampooings... Que vous l'utilisiez en externe ou en interne, préférez toujours la levure de bière vivante, pour profiter de tous ses bienfaits.

Pour la réalisation des cosmétiques maison, vous pouvez utiliser la levure de bière sous plusieurs formes :

- **En gélules.** Il suffit d'ouvrir la gélule afin de récupérer la poudre, puis d'ajouter un peu d'eau tiède, de mélanger et de laisser reposer 30 minutes avant utilisation.
- **En comprimés.** Écrasez-les finement à l'aide d'un pilon et d'un mortier, puis ajoutez un peu d'eau tiède et laissez reposer 30 minutes avant utilisation.
- **Sous forme de levure de boulanger, fraîche ou en sachets.** Diluez-la dans un peu d'eau tiède puis laissez reposer 30 minutes avant utilisation. Attention, n'utilisez pas de la levure chimique qui n'a rien à voir avec la « vraie » levure (voir p. 38).

Acné

L'acné est une maladie de peau qui se caractérise par l'apparition de boutons sur le visage et le haut du dos. C'est la hantise de la majorité des ados, mais aussi de certains adultes ! Elle est le plus souvent liée aux poussées hormonales qui caractérisent l'adolescence, et aux fluctuations des hormones chez les femmes. En complément de soins adaptés, la levure de bière a prouvé son efficacité. La Commission E (voir p. 84) approuve d'ailleurs son utilisation dans le traitement des formes chroniques d'acné : elle a en effet **un effet purifiant et antibactérien** qui permet d'accélérer la guérison.

En pratique

- Faites régulièrement **des cures de levure de bière vivante.** Et surtout soyez patient : en début de cure, de nouveaux boutons peuvent apparaître. C'est normal : c'est le signe que votre organisme a besoin d'éliminer ses toxines.
- N'hésitez pas à **renouveler les cures** une fois les boutons disparus, pour prévenir leur retour et, par la même occasion, entretenir la beauté et l'élasticité de votre peau.

Le conseil en + : vous pouvez associer la levure de bière et l'ortie blanche. Celle-ci est très efficace contre l'acné grâce à sa richesse en zinc. Vous en trouverez sous forme de gélules ou de tisanes.

Cheveux fourchus, mous, fins

Vos cheveux sont fourchus, mous, fins… bref, ils n'ont aucune tenue, aucun éclat, et vous ne savez pas quoi en faire ! Saviez-vous que l'état de vos cheveux reflète votre état de santé général ? Il y a donc urgence à combler les carences, et pour cela, rien de mieux que la levure de bière ! Par voie interne, elle **comble vos besoins en protéines et en vitamines du groupe B**, essentielles pour avoir des beaux cheveux.

En pratique

- Faites régulièrement des cures de levure de bière vivante, particulièrement aux changements de saison.
- Utilisez aussi la levure de bière en externe, sous forme de masque pour les cheveux. Pour cela, rien de plus simple : versez le contenu d'un demi-sachet de levure de boulanger dans un petit bol, ajoutez 2 à 3 cuillères à soupe d'eau tiède. Laissez poser 30 minutes puis mélangez de manière à obtenir une pâte homogène. Mouillez vos cheveux, appliquez cette préparation sur les racines, et massez légèrement votre cuir chevelu du bout des doigts. Laissez poser 30 minutes, puis rincez soigneusement à l'eau tiède.

- Vous pouvez également utiliser, à la place de la levure de boulanger en sachet, 2 à 3 gélules ou capsules de levure de bière vivante.

Le conseil en + : avant application, ajoutez dans le mélange levure + eau tiède 1 cuillère à soupe d'huile d'argan. Un délice pour les cheveux fins et/ou abîmés !

Chute de cheveux

Chaque jour, nous perdons entre 50 et 100 cheveux : ce phénomène est tout à fait normal, car le cheveu a une durée de vie limitée. Cette chute peut parfois être plus rapide, sous l'effet du stress, de la fatigue, d'un changement de saison ou d'une alimentation déséquilibrée. Comme la peau, les cheveux sont le reflet de notre santé générale. S'ils tombent plus que d'habitude, c'est peut-être le signe d'une carence. Dans ce cas, la meilleure amie des beaux cheveux, c'est la biotine, ou vitamine B8 (aussi appelée vitamine H), à laquelle il faut ajouter des acides aminés et des minéraux. Et ça tombe bien car la levure de bière est **une excellente source de tous ces nutriments !** Mais attention : la levure de bière ne peut rien contre la chute des cheveux d'origine génétique (qui touche de nombreux hommes).

En pratique

- Si vous constatez que vos cheveux tombent plus que d'habitude, faites une cure de levure de bière pendant 2 mois minimum.
- Dans l'année, pensez à renouveler régulièrement ces cures, notamment à l'approche de l'automne qui est traditionnellement une période de chute (on ne parle pas des feuilles !).

Le conseil en + : si cette chute de cheveux persiste et que vous les perdez par poignées, demandez conseil à votre médecin. Lui seul pourra établir un diagnostic. En effet, cette chute peut être le signe d'une autre maladie (problème thyroïdien, mycose localisée…).

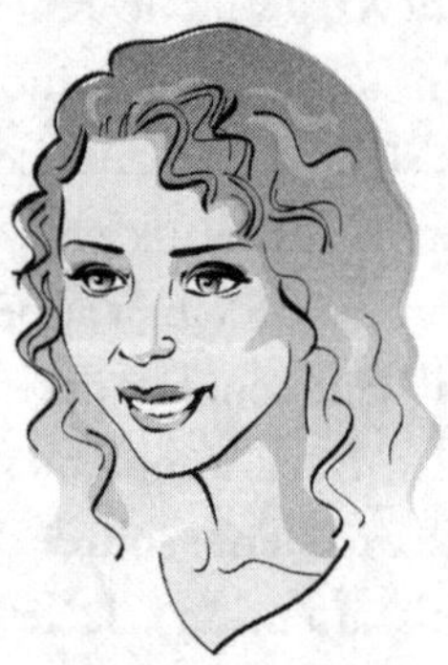

Ongles cassants

Les ongles, comme les cheveux, sont constitués à 90 % de kératine, une protéine riche notamment en cystine. Comme les cheveux, ils sont le reflet de notre santé générale. Pour afficher des ongles beaux et solides, il faut les nourrir de l'extérieur, avec des soins adaptés, mais aussi de l'intérieur avec une alimentation équilibrée. **Le secret de leur beauté ? La vitamine B et les minéraux** comme le calcium, le fer, l'iode, le silicium et le magnésium. Ça tombe bien car la levure de bière vous apporte tout cela d'un seul coup !

En pratique

Faites régulièrement des cures de levure de bière, ou prenez l'habitude de saupoudrer vos petits plats de levure de bière en paillettes.

Le conseil en + : prenez soin de vos ongles ! Pour cela, limitez les contacts répétés avec l'eau, en utilisant par exemple des gants pour la vaisselle et les travaux ménagers. Séchez bien vos mains et vos ongles à chaque fois que vous les lavez et hydratez-les régulièrement, surtout l'hiver. Attention aussi aux vernis à ongles qui ont tendance à les asphyxier et à les assécher. Optez enfin pour un dissolvant doux sans acétone.

Peau grasse

Aspect luisant, boutons, pores dilatés, points noirs, texture épaisse… voilà tous les signes qui indiquent que vous avez la peau grasse. Mais rassurez-vous : ce n'est pas une fatalité ! Votre peau est victime d'une production de sébum en excès, et elle a besoin que vous en preniez soin avec des produits adaptés. La levure de bière, **grâce à ses vertus rééquilibrantes et purifiantes**, agit de l'intérieur et de l'extérieur pour vous aider à retrouver une peau saine et en pleine santé.

En pratique

- Faites régulièrement des cures de levure de bière vivante.
- Vous pouvez également utiliser la levure de bière en externe, par exemple sous forme de masque purifiant express. Pour cela, diluez le contenu d'un sachet de levure de boulanger dans un peu d'eau tiède de manière à obtenir une pâte

homogène. Laissez-la reposer 30 minutes puis appliquez cette préparation en couche épaisse sur le visage en insistant sur les zones grasses (front, menton, nez). Laissez poser 20 minutes environ puis rincez abondamment à l'eau tiède.

• Vous pouvez également préparer un masque anti-impuretés à base de levure de bière et de jus de citron. Pour cela, diluez le contenu d'un sachet de levure de boulanger dans 1 cuillère à soupe d'eau tiède + 1 cuillère à soupe de jus de citron. Appliquez ce mélange sur la peau, en évitant le contour des yeux. Laissez poser 10 minutes environ puis rincez abondamment à l'eau tiède.

• Dans les deux recettes précédentes, vous pouvez remplacer la levure de boulanger en sachet par 2 à 3 gélules ou capsules de levure de bière vivante.

• Vous pouvez aussi profiter des bienfaits de la levure de bière en paillettes dans un masque gommant. La recette : dans un petit bol, versez 2 cuillères à soupe de levure de bière en paillettes. Ajoutez 2 à 3 cuillères à soupe d'huile de noisette (parfaite pour les peaux grasses !) et mélangez bien, de façon à obtenir une pâte ni trop liquide ni trop épaisse. Appliquez la préparation en légers massages circulaires sur une peau propre et sèche, en insistant sur la zone T (front, nez, menton). Rincez abondamment à l'eau claire. À faire une fois par semaine.

Peau mature

Au fil des années, la peau devient plus sèche. Elle est moins tonique, et donc « marque » plus rapidement : signes de fatigue, rides, taches… La levure de bière, en cure interne et/ou en masques, est donc parfaitement adaptée dans ce cas, car **elle nourrit la peau, la répare, la tonifie, préserve son élasticité et stimule le renouvellement cellulaire.** Bref, c'est un vrai secret de jeunesse éternelle !

En pratique

• Faites régulièrement des cures de levure de bière pour entretenir la jeunesse et la beauté de votre peau (et de vos cheveux et ongles par la même occasion !).

• Vous pouvez également préparer un soin fermeté et antirides à base de levure de bière, d'huile d'argan et d'huile essentielle de bois de rose. Dans un petit bol, versez le contenu de 2 gélules de levure de bière revivifiable et 1 cuillère à soupe d'eau tiède. Laissez poser 30 minutes. Dans un autre petit récipient, mélangez 1 cuillère à soupe d'huile d'argan + 1 goutte d'huile essentielle de bois de rose. Versez dans la préparation précédente et mélangez bien. Appliquez cette préparation sur le visage, du bout des doigts, et laissez poser 15 minutes. Rincez ensuite abondamment à l'eau claire. À renouveler une fois par semaine.

Peau sèche

La peau peut être sèche par nature. Mais de nombreux facteurs peuvent aussi contribuer à l'assécher : le froid, le chauffage, le soleil, les bains fréquents, une mauvaise alimentation, le stress, l'alcool, certains médicaments… Bref, tout le monde peut, à un moment ou à un autre, être concerné par ce problème. La solution : se protéger des agressions extérieures, mais aussi nourrir sa peau de l'intérieur en lui apportant **des acides aminés, des minéraux et des vitamines B.**

En pratique

- Faites régulièrement des cures de levure de bière pour nourrir votre peau (et vos cheveux et ongles par la même occasion !). Vous pouvez l'associer à une cure d'huile de bourrache (en capsules), riche en acides gras essentiels et excellente pour nourrir les peaux sèches.
- Vous pouvez également utiliser la levure de bière en externe, associée par exemple à l'eau de rose. Pour cela, versez dans un récipient le contenu de 2 gélules de levure de bière revivifiable et ajoutez 1 cuillère à soupe d'eau tiède. Laissez reposer 30 minutes puis versez 1 cuillère à soupe d'eau florale de rose. Appliquez cette préparation sur le visage et le cou, à l'aide d'un coton, et laissez poser 15 minutes environ. Rincez ensuite abondamment à l'eau tiède. À renouveler une fois par semaine. Séchez votre visage en le tapotant légèrement avec une serviette propre.
- Autre recette de masque nourrissant : mélangez 1 sachet de levure de boulanger avec un peu d'eau tiède, et laissez reposer 30 minutes. Dans un autre bol, battez à la fourchette un jaune d'œuf et 1 cuillère à soupe d'huile de germes de blé. Mélangez les deux préparations et appliquez sur le visage. Laissez poser 15 minutes environ

puis rincez abondamment à l'eau tiède. Séchez votre visage en le tapotant légèrement avec une serviette propre.

🖈 **Le conseil en + :** certaines peaux très sensibles ne supportent pas la levure de bière. Si c'est votre cas, faites un test sur un petit carré de peau avant d'en appliquer sur tout le visage.

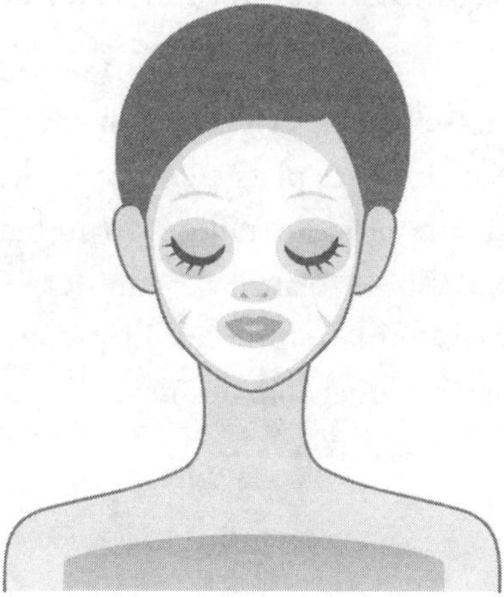

Ventre plat

Dans la plupart des cas, la sensation de gonflement du ventre ou de ballonnements est due à une mauvaise digestion. La levure de bière vivante est efficace contre ces petits soucis car, grâce à ses probiotiques, elle stimule la flore intestinale, et donc **accélère le métabolisme et la digestion**. Résultat : vous retrouvez rapidement un ventre plat !

En pratique

Faites régulièrement des cures de levure de bière vivante.

Le conseil en + : évitez les aliments difficiles à digérer comme les plats en sauce ou les fritures, ainsi que les produits raffinés (pain blanc, pâtes blanches, sucre blanc…). Limitez également votre consommation de sel. Et prenez le temps de bien mastiquer lors des repas.

CHAPITRE 3

Ses utilisations en cuisine

En cuisine, on utilise :

- **La levure de bière vivante (ou levure de boulanger)** pour faire lever les pains, les viennoiseries… ou faire fermenter certaines boissons !
- **La levure de bière en paillettes.** Saupoudrée sur vos salades ou vos plats, elle apporte un petit goût particulier. En plus de se régaler, on profite ainsi de ses multiples bienfaits.

Découvrez comment bien utiliser ces deux produits, et plein d'idées recettes à tester !

Modes d'emploi

La levure de boulanger

Elle sert à préparer des pains, brioches, blinis, viennoiseries… bref, toutes sortes de pâtes levées. À ne pas confondre avec la levure chimique en sachets, que l'on utilise pour les gâteaux (voir p. 38). La levure de boulanger se présente sous deux formes : fraîche, en petits cubes, et déshydratée, en sachets.

À noter

La levure de bière permet aussi de préparer des boissons fermentées maison comme la frênette (ou cidre de frêne), le vin d'orange ou de cerises, l'hydromel, la bière maison... Retrouvez la recette de la frênette p. 135.

Pour bien l'utiliser, voici quelques conseils :

- **Avec la levure de boulanger fraîche :**
  - Sortez-la du réfrigérateur quelques heures avant utilisation.
  - Diluez la levure dans un peu d'eau ou de lait tiède (éventuellement additionnés d'un peu de farine), et laissez-la reposer au moins une dizaine de minutes. Cela permettra ensuite de mieux répartir la

levure dans la pâte, et donc de mieux la faire monter.

– Le dosage de la levure dépend de la recette, mais aussi de la température ambiante. Pour faire un pain, on utilise en moyenne 30 g de levure fraîche par kilo de farine.
– La levure a besoin de gluten pour faire son travail : utilisez donc une farine riche en gluten, et évitez d'utiliser pures les farines sans gluten (maïs, riz...).
– Si la levure dégage une odeur désagréable ou qu'elle est gluante, c'est le signe qu'elle n'est plus bonne : il ne vous reste qu'à la jeter !
– La levure de boulanger fraîche supporte très bien la congélation et conserve ses performances, à condition de la décongeler au réfrigérateur et de l'utiliser dans les 24 heures.

• **Avec la levure de boulanger déshydratée (en sachets) :**

– Il n'est pas forcément nécessaire de la réhydrater avant utilisation. Mais sachez que le résultat est bien meilleur ! De plus, si votre sachet de levure est ancien, cela peut être un bon moyen de savoir si elle n'est pas morte. Délayez-la dans de l'eau tiède additionnée d'un peu de farine, et laissez reposer 15 à 30 minutes. Elle fait des bulles, et gonfle légèrement ? C'est le signe qu'elle est bien vivante.

– Le dosage de la levure de boulanger déshydratée est différent de celui de la levure fraîche : 20 g de levure fraîche = 10 g de levure déshydratée. Vous aurez donc besoin d'environ 15 g de levure déshydratée par kilo de farine.
– Une fois le sachet ouvert, refermez-le soigneusement et conservez-le au réfrigérateur. Il est alors préférable d'utiliser la levure dans les deux semaines.

À noter

- Ne mettez jamais la levure directement en contact avec le sel : il la tuerait, et votre pain monterait mal… ou pas du tout !
- Inutile de forcer sur la dose de levure « pour faire lever le pain plus vite ». En effet, moins il y a de levure, plus la fermentation est longue, et meilleur est le pain. Le secret de la fabrication du pain est une affaire de patience !

	Levure fraîche (en cube)	Levure déshydratée (en sachet)
Avantages	✓ Elle est moins chère que la levure déshydratée. Si vous avez un boulanger sympa, il peut même vous en offrir de temps en temps ! ✓ La mie est plus moelleuse et plus aérée. ✓ Elle se congèle bien et peut ainsi être conservée plusieurs mois.	✓ Elle peut être utilisée immédiatement, sans réhydratation préalable. ✓ Elle est disponible dans de nombreux magasins. ✓ Elle se conserve longtemps, jusqu'à deux ans, à température ambiante.

→

	Levure fraîche (en cube)	Levure déshydratée (en sachet)
Inconvénients	× Il faut l'utiliser dans les 10 jours qui suivent l'achat (ou dans les 24 heures après décongélation). Il faut impérativement la conserver au réfrigérateur, de préférence entre 4 et 6 °C. × On ne la trouve que dans certains magasins (rayon frais), ou dans les boulangeries.	× Elle est plus chère que la levure sèche (mais vous en mettez moins !). × Le pain obtenu est parfois un peu moins bon : à vous de tester !

La levure de bière en paillettes

La levure de bière en paillettes peut se saupoudrer sur tous les petits plats – salades, soupes, poêlées de légumes… – et même sur les desserts comme les yaourts, les fromages blancs, les compotes… De plus, elle est bien utile pour remplacer certains aliments, et donc alléger certaines préparations maison. En fonction des assaisonnements qui l'accompagnent, elle apporte en effet un petit goût de fromage ou de volaille à vos plats.

Quelques exemples d'utilisation :

- Utilisez-la **à la place du fromage râpé** ou du parmesan sur les gratins de légumes, les endives au jambon… Gratinée, elle donne un petit goût fromagé, avec les calories en moins !
- **Dans les bouillons, les soupes et les potages**, elle apporte un petit goût « carné ».
- C'est l'ingrédient indispensable pour la réalisation de **pâtés végétaux maison**, car elle apporte du goût et du liant, ainsi qu'un complément en protéines appréciable pour les végétariens. D'ailleurs, dans les rayons des magasins bio, vous en trouverez dans les pâtés végétaux tout prêts.

• **Dans vos pains maison**, vous pouvez également ajouter à la pâte quelques pincées de levure de bière en paillettes. Elles ne remplaceront pas la levure de boulanger vivante (qui reste indispensable pour faire lever la pâte) mais apporteront une petite saveur supplémentaire.

Le conseil en + : Si vous n'appréciez pas son petit goût bien particulier, testez la levure de bière maltée, à la saveur plus douce.

RECETTES AVEC LA LEVURE DE BOULANGER

Mini-baguettes

Ingrédients pour 4 mini-baguettes :
500 g de farine de blé blanche (type 55)
15 g de levure de boulanger fraîche (ou 7,5 g de levure déshydratée)
7 g de sel
1 cuillère à soupe d'huile

Préparation :

- Dans un petit bol, versez la levure de boulanger grossièrement écrasée et ajoutez un peu d'eau tiède. Délayez soigneusement et laissez reposer une dizaine de minutes.
- Tamisez la farine et le sel dans un saladier. Creusez un puits au centre, et versez-y la levure délayée ainsi que 30 cl d'eau tiède. Pétrissez longuement jusqu'à ce que la pâte soit homogène.
- Couvrez le saladier d'un linge propre et laissez reposer pendant 2 heures au moins dans un endroit tiède, à l'abri des courants d'air : la pâte va gonfler d'un tiers.
- Divisez la pâte en quatre, et façonnez les pâtons en quatre mini-baguettes. Déposez-les

sur une plaque de cuisson légèrement huilée, posez un linge propre et laissez-les lever à nouveau pendant 2 heures.

• Au bout de 1 h 45, préchauffez le four à 220-240 °C (th. 7-8).

• Humectez légèrement les mini-baguettes à l'aide d'un pinceau, puis enfournez-les. Laissez cuire entre 20 et 25 minutes.

Petits pains au romarin

Ingrédients pour 6 petits pains :
300 g de farine de blé blanche (type 55)
10 g de levure de boulanger fraîche (ou 5 g de levure déshydratée)
40 g de beurre
10 cl de lait
2 cuillères à soupe de romarin haché
1 grosse pincée de sel

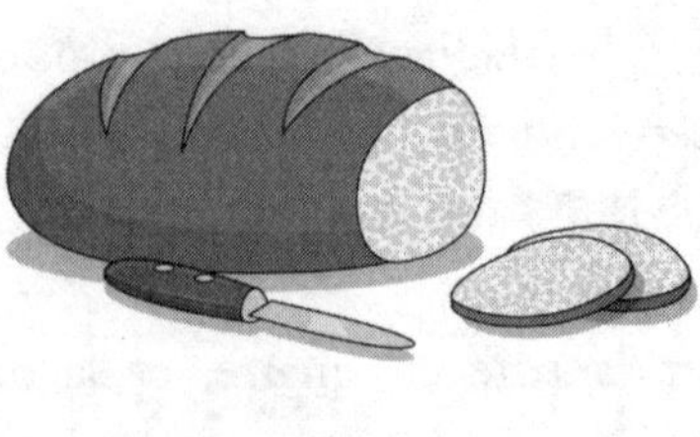

Préparation :

- Dans une petite casserole, faites chauffer le lait et le beurre, jusqu'à ce que ce dernier soit bien fondu. Laissez refroidir.
- Une fois que le mélange est tiède, ajoutez la levure émiettée, mélangez bien et laissez reposer 10 minutes.
- Dans un saladier, versez la farine et le sel. Mélangez et creusez un puits au centre. Ajoutez le mélange levure-lait-beurre et malaxez la préparation du bout des doigts afin d'obtenir une pâte homogène.
- Couvrez avec un torchon propre et laissez reposer la pâte pendant une heure minimum dans un endroit tiède (par exemple près d'un radiateur) : elle va gonfler.
- Ajoutez le romarin et pétrissez rapidement la pâte. Divisez-la en six petites boules, et disposez-les sur la plaque du four recouvert de papier sulfurisé. Laissez reposer encore une heure.
- Au bout de 45 minutes, préchauffez le four à 180 °C (th. 6). Aplatissez légèrement les boules de pâte avec la paume et enfournez 15 minutes.

Le conseil en + : pour un dîner 100 % italien, servez ces petits pains avec un assortiment d'antipasti.

Pain oriental à la semoule

Ingrédients pour 1 gros pain :
250 g de semoule de blé extrafine
250 g de farine de blé
7 g de levure de boulanger sèche
1,5 cuillère à café de sel
2 cuillères à soupe d'huile d'olive

Préparation :

- Délayez la levure dans un peu d'eau tiède. Laissez poser 10 minutes.
- Tamisez la farine, la semoule et le sel dans un saladier. Creusez un puits au centre et versez la levure et l'huile. Ajoutez progressivement 300 ml d'eau tiède et malaxez jusqu'à obtenir une pâte homogène et non collante.
- Recouvrez d'un torchon et laissez lever la pâte pendant 2 heures dans un endroit tiède.
- Pétrissez à nouveau la pâte pendant quelques minutes, puis laissez-la reposer encore 1 heure.
- Préchauffez le four à 210 °C (th. 7).
- Formez une boule avec la pâte, farinez-la et incisez-la en croix sur le dessus. Déposez-la sur la plaque du four recouverte de papier sulfurisé, et enfournez 25 à 30 minutes.

Pâte à pizza

Ingrédients pour 4 personnes :

250 g de farine type 45

15 g de levure de boulanger fraîche (ou 7 g de levure déshydratée)

2 cuillères à soupe d'huile d'olive

1 pincée de sel fin

Préparation :

- Délayez la levure dans un peu d'eau tiède. Laissez poser 10 minutes.
- Tamisez la farine et le sel dans un saladier et creusez un puits au centre. Ajoutez l'huile d'olive, la levure délayée et 10 cl d'eau tiède.
- Pétrissez longuement la pâte jusqu'à ce qu'elle devienne bien élastique. Si nécessaire, ajoutez un peu d'eau.
- Formez une boule et incisez-la en croix. Couvrez avec un torchon et laissez reposer 3 heures dans un endroit tiède (par exemple près d'un radiateur).
- Abaissez la pâte en un cercle de 0,5 cm d'épaisseur. Déposez-la sur la plaque du four légèrement huilée.

• Votre pâte est maintenant prête à être garnie : sauce tomate, cœurs d'artichaut, olives, lamelles de jambon, mozzarella, origan…

• Faites ensuite cuire votre pizza pendant 20 minutes dans un four préchauffé à 210 °C (th. 7).

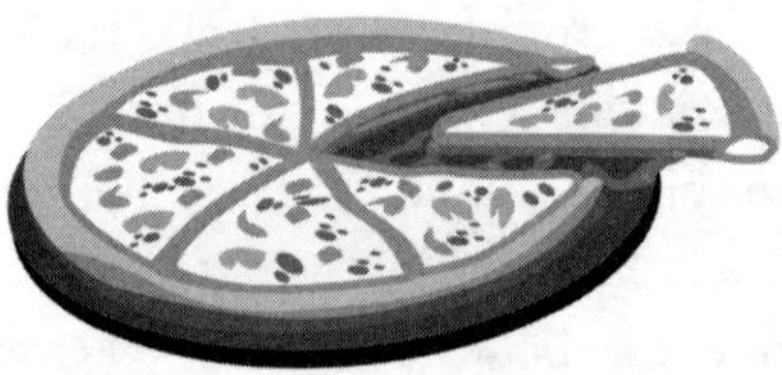

Tarte au sucre

Ingrédients pour 6 personnes :
250 g de farine
200 g de cassonade
80 g de beurre ramolli
10 g de levure de boulanger fraîche (ou 5 g de levure déshydratée)
2 œufs + 3 jaunes
100 ml de crème fraîche
5 cl de lait
1 pincée de sel

Préparation :

- Préchauffez le four thermostat à 220 °C (th. 7-8).
- Écrasez grossièrement la levure dans un saladier. Ajoutez le lait tiédi, une pincée de cassonade, et mélangez. Laissez reposer 10 minutes.
- Ajoutez ensuite le beurre en pommade, la farine, le sel et les 3 jaunes d'œufs. Travaillez la pâte jusqu'à ce qu'elle forme une boule bien lisse.
- Recouvrez le saladier d'un torchon, et laissez lever la pâte pendant 40 minutes dans un endroit tiède (à proximité d'un radiateur par exemple). Elle doit avoir bien gonflé.

- Beurrez un moule à tarte, et étalez la pâte à l'intérieur à l'aide des paumes. Saupoudrez du reste de cassonade.
- Battez les 2 œufs restants en omelette avec la crème, et versez la préparation sur la tarte.
- Enfournez pendant 15 minutes puis baissez le four à thermostat 150 °C (th. 5) et poursuivez la cuisson pendant 30 minutes.
- Servez tiède.

Brioche aux pépites de chocolat

Ingrédients pour 6 personnes :
375 g de farine
15 g de levure de boulanger fraîche (ou 7 g de levure déshydratée)
160 g de beurre
12 cl de lait
150 g de pépites de chocolat
1 œuf
50 g de sucre en poudre
1 pincée de sel

Préparation :

- Délayez la levure de boulanger dans un peu d'eau tiède.
- Dans une casserole, faites chauffer le lait et le beurre, jusqu'à ce que ce dernier soit bien fondu. Laissez refroidir.
- Dans un saladier, mélangez la farine, le sucre et le sel. Creusez un puits au centre et ajoutez le mélange refroidi lait + beurre, la levure délayée et l'œuf préalablement battu. Mélangez le tout avec les doigts afin d'obtenir une pâte bien homogène.
- Recouvrez la pâte avec un torchon propre et laissez-la gonfler dans un endroit tiède (près d'un radiateur par exemple) pendant 1 heure.
- Ajoutez ensuite les pépites de chocolat et mélangez rapidement. Déposez la pâte dans un moule à cake préalablement beurré et fariné. Laissez reposer la pâte encore 30 minutes.
- Préchauffez le four à 210 °C (th. 7) et faites cuire 40 minutes.

Le conseil en + : en cours de cuisson, si la croûte commence à être bien colorée, recouvrez-la d'un papier-alu.

Gaufres

Ingrédients pour 10 gaufres :

225 g de farine

125 g de beurre

10 g de levure de boulanger fraîche (ou 5 g de levure déshydratée)

3 œufs

¼ de litre de lait

1 sachet de sucre vanillé

Préparation :

- Délayez la levure de boulanger dans un peu de lait tiédi.
- Faites fondre le beurre tout doucement dans une petite casserole. Laissez tiédir.
- Mélangez la farine avec le sucre vanillé, les œufs préalablement battus et le lait. Ajoutez la levure délayée et le beurre fondu. Malaxez bien jusqu'à obtention d'une pâte homogène.
- Couvrez d'un linge propre et laissez lever la pâte pendant 2 heures dans un endroit tiède : elle va doubler de volume.
- Faites cuire les gaufres dans un gaufrier.

Kouglof

Ingrédients pour 6 personnes :

300 g de farine

15 g de levure de boulanger fraîche (ou 7 g de levure déshydratée)

80 g de beurre

4 œufs

20 cl de lait

80 g de sucre en poudre

1 citron non traité ou bio

4 cuillères à soupe de crème liquide

100 g de raisins secs

Sucre glace (pour le décor)

Matériel spécifique :

Moule à kouglof

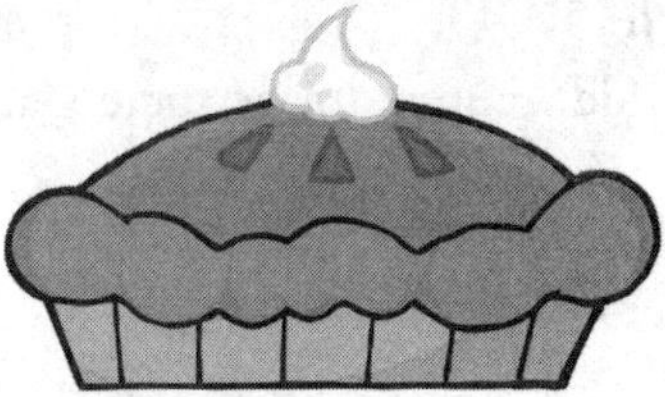

Préparation :

- Faites tremper les raisins dans un bol d'eau chaude pendant 15 minutes. Puis égouttez-les et réservez-les.
- Dans un petit récipient, délayez la levure dans un peu de lait tiédi avec 3 cuillères à soupe de farine. Laissez reposer la préparation dans un endroit tiède pendant 10 minutes.
- Lavez le citron et zestez-le.
- Dans un saladier, travaillez le beurre en pommade. Ajoutez les œufs, le sucre et le zeste de citron. Incorporez la levure délayée, ainsi que le reste de farine, les raisins secs et la crème. Mélangez bien. Ajoutez le lait restant et pétrissez la pâte jusqu'à ce qu'elle soit bien souple.
- Beurrez et farinez le moule à kouglof.
- Mettez la pâte dans le moule, et laissez-la lever pendant 1 heure.
- Préchauffez le four à 180 °C (th. 6) et enfournez pour 1 h 15.
- Servez froid, saupoudré de sucre glace.

Frênette

Ingrédients pour 5 litres :
20 g de feuilles fraîches de frêne
2 cuillères à soupe de chicorée en grains
250 g de sucre roux cristallisé
1 sachet de levure de boulanger (8 g)
Quelques gouttes de jus de citron

Matériel spécifique :
Grosse bouteille, type dame-jeanne

Préparation :

- Mettez les feuilles de frêne et la chicorée dans une marmite. Ajoutez 2,5 litres d'eau, portez à ébullition et laissez bouillir pendant 30 minutes.
- Filtrez et ajoutez le sucre. Mélangez afin qu'il soit bien dissous.
- Versez 2,5 litres d'eau dans la bouteille, ajoutez la décoction de feuilles de frêne et le jus de citron.
- Faites dissoudre la levure dans un verre d'eau, et ajoutez-la dans la bouteille.
- Laissez fermenter 5 à 10 jours à température ambiante. Puis mettez en bouteilles et entreposez au frais.

Le saviez-vous ?

Cette boisson très ancienne est toujours fabriquée dans certaines régions de France, comme le Nord, la Normandie, la Provence ou les Pyrénées. On l'appelle parfois cidre du pauvre ou champagne de forêt. Son goût rappelle celui du cidre de pomme.

RECETTES AVEC LA LEVURE DE BIÈRE EN PAILLETTES

Petite sauce aux herbes et aux échalotes

Ingrédients pour 4 personnes :

4 cuillères à soupe d'huile de colza

1 cuillère à soupe de flocons de levure

1 échalote

2 cuillères à soupe d'herbes fraîches ciselées (persil, ciboulette, basilic…)

Sel

Préparation :

- Pelez et émincez finement l'échalote.

• Dans un petit bol, mélangez l'huile, les flocons de levure, l'échalote et les herbes. Salez légèrement.

Le conseil en + : cette petite sauce est parfaite avec une salade verte.

Pâte à tartiner aux herbes et aux flocons de levure*

Ingrédients pour 1 petit pot :

4 cuillères à soupe de purée de sésame (tahin)
2 cuillères à soupe de pesto
1 cuillère à soupe de flocons de levure
1 cuillère à soupe d'herbes fraîches hachées (persil, ciboulette, basilic…)

Préparation :

• Dans un petit bol, mélangez le tahin avec le pesto. Ajoutez les flocons de levure et les herbes hachées.
• Versez la pâte dans un petit pot, et fermez. Conservez-le au frais.

Le conseil en + : cette pâte se déguste tartinée sur des toasts, en apéritif par exemple. Elle se conserve au frais pendant 2 semaines.

---

* Source : www.rapunzel.fr

Pâté végétal aux pois chiches et au poivron

Ingrédients pour 4 personnes :

125 g de pois chiches cuits
1 poivron rouge
3 oignons rouges
5 cuillères à soupe de farine
5 cuillères à soupe de levure en flocons
½ cuillère à café de coriandre en poudre
½ cuillère à café de cumin en poudre
1 cuillère à soupe d'huile d'olive
Sel, poivre

Préparation :

- Préchauffez le four à 180 °C (th. 6).
- Pelez et hachez très finement les oignons. Lavez le poivron, ouvrez-le en deux afin de retirer les pépins et les membranes blanches, puis détaillez-le en petits dés.
- Faites revenir les oignons et les poivrons quelques minutes dans une poêle avec l'huile d'olive.
- Mixez les pois chiches avec un peu de leur eau de cuisson.
- Dans un saladier, mélangez la purée de pois chiches avec les oignons et les poivrons. Ajoutez la farine, la levure et les épices. Salez et poivrez.

- Versez la préparation dans un petit moule à cake préalablement huilé. Faites cuire 30 minutes.

Le conseil en + : à déguster tiède ou froid avec une salade verte.

Gratin de chou-fleur

Ingrédients pour 4 personnes :
1 beau chou-fleur
250 ml de lait de soja
250 ml de bouillon de légumes bio
3 cuillères à soupe de farine
3 cuillères à soupe d'huile d'olive
5 cuillères à soupe de levure de bière maltée en paillettes
3 cuillères à soupe de chapelure
Sel, poivre

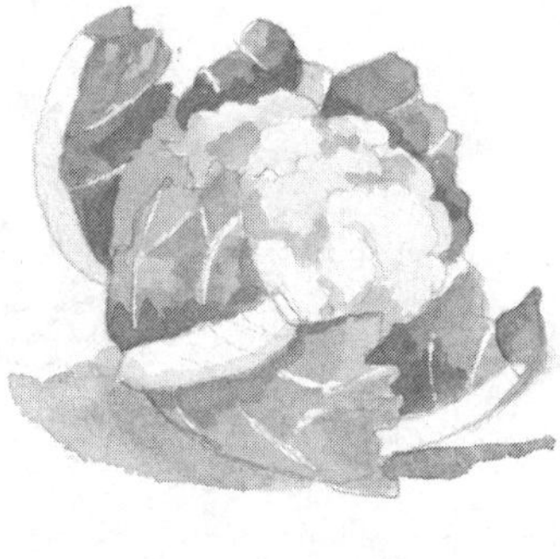

Préparation :

- Préchauffez le four à 180 °C (th. 6).
- Lavez le chou-fleur et détaillez-le en petits bouquets. Faites-les cuire quelques minutes à la vapeur (le temps de cuisson dépend de la taille de vos bouquets : ils doivent rester croquants).
- Dans une casserole, faites chauffer l'huile d'olive. Ajoutez la farine et remuez avec une cuillère en bois de manière à faire un roux. Ajoutez petit à petit le lait de soja et le bouillon de légumes, en mélangeant sans cesse à l'aide d'un fouet. Arrêtez la cuisson lorsque la sauce épaissit. Salez et poivrez. Ajoutez la moitié des paillettes de levure.
- Déposez le chou-fleur dans un plat à gratin. Versez la sauce, et saupoudrez avec la chapelure et le reste de paillettes de levure.
- Enfournez pour 10 à 15 minutes.

Galettes de quinoa aux champignons

Ingrédients pour 2 personnes :
1 bol de quinoa cuit
4 champignons de Paris
1 échalote
1 gousse d'ail
1 cuillère à soupe de farine
2 cuillères à soupe de flocons de levure maltée
1 œuf
2 cuillères à soupe d'huile d'olive
Sel, poivre

Préparation :

- Pelez et hachez l'échalote et l'ail. Nettoyez les champignons et coupez-les en tout petits dés.
- Faites revenir l'échalote, l'ail et les champignons quelques minutes dans une poêle avec 1 cuillère à soupe d'huile d'olive.
- Dans un bol, mélangez le quinoa avec le mélange échalote-ail-champignons (et leur jus de cuisson). Ajoutez la farine, les flocons de levure et l'œuf préalablement battu, salez et poivrez.
- Formez des petites galettes avec cette préparation, et faites-les dorer quelques minutes dans le reste d'huile d'olive.

Remerciements

À Vivian Quandalle, chef de produit Arkogélules chez Arkopharma (www.arkopharma.fr), ainsi qu'à la marque Raiponce-Rapunzel (www.rapunzel.fr).

Table des matières

DANS LA MÊME COLLECTION, AUX ÉDITIONS LEDUC.S

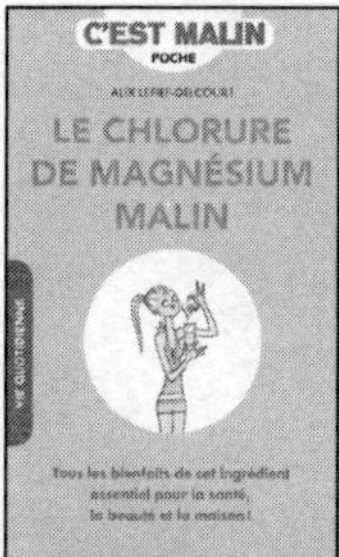

Alix Lefief-Delcourt

978-2-84899-422-2

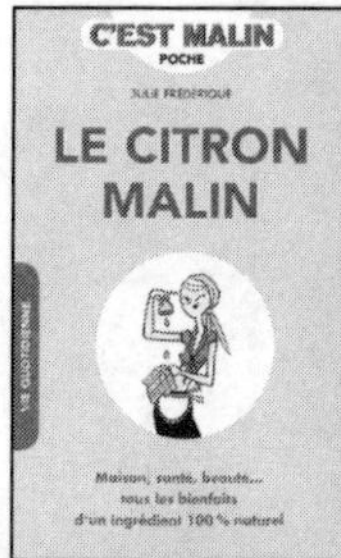

Julie Frédérique

978-2-84899-332-4

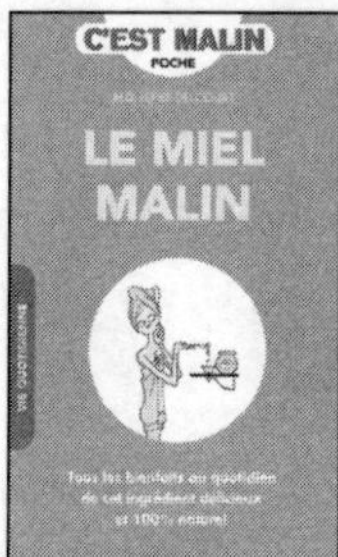

Alix Lefief-Delcourt

978-2-84899-384-3

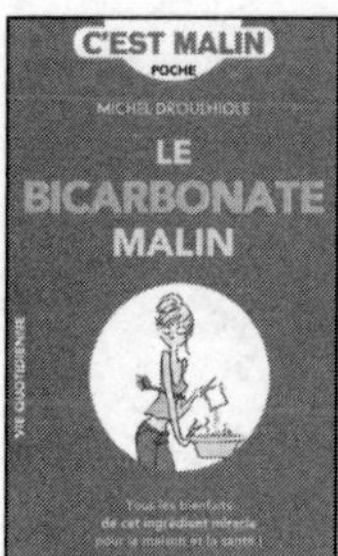

Michel Droulhiole

978-2-84899-354-6

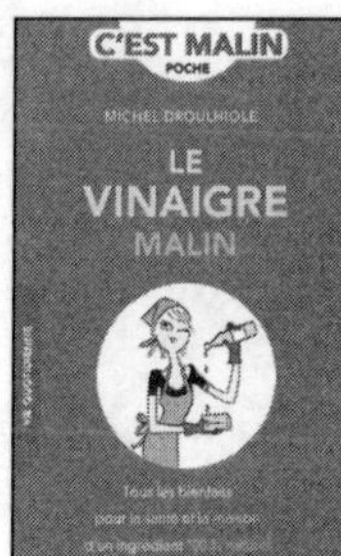

Michel Droulhiole

978-2-84899-291-4

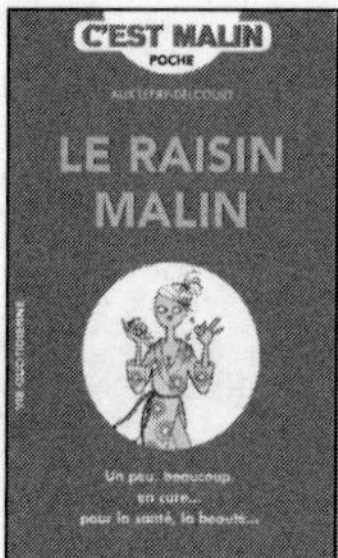

Alix Lefief-Delcourt

979-10-285-0109-9

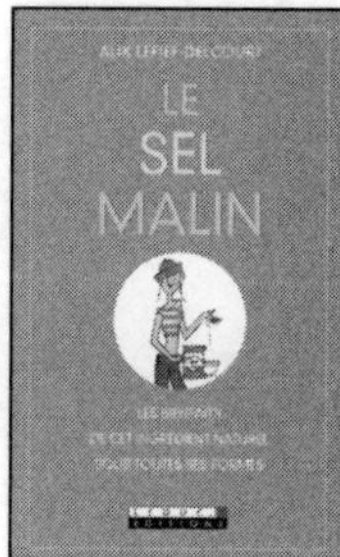

Alix Lefief-Delcourt

978-2-84899-428-4

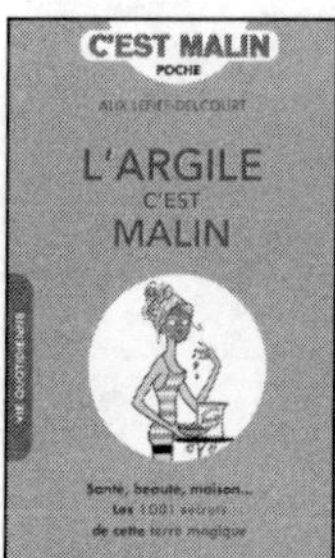

Alix Lefief-Delcourt

978-2-84899-448-2

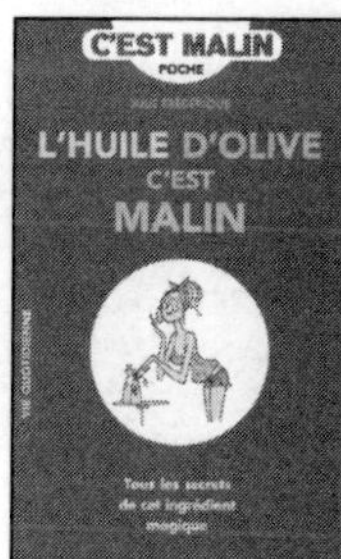

Julie Frédérique

978-2-84899-429-1

DEMANDEZ NOTRE CATALOGUE

Pour recevoir notre catalogue au format PDF, directement sur votre messagerie, merci de nous confier vos coordonnées sur la page suivante :
http://leduc.force.com/lecteur,

ou en flashant ce code ci-contre :

Si vous préférez qu'on vous l'envoie par la Poste, merci de bien vouloir découper, photocopier ou recopier le questionnaire ci-dessous et nous le retourner complété à :

Éditions Leduc.s, 17 rue du Regard, 75006 Paris

(Pour toute commande d'ouvrage, merci de nous contacter au 01 40 52 35 35)

☐ Madame ☐ Monsieur

Prénom ....

Nom ....

Adresse Code postal ....

Ville ....

Pays ....

Date de naissance .. / .. / ....

Email ....

☐ Oui, je m'inscris à la lettre mensuelle pour recevoir des infos exclusives, des surprises et des avant-premières.

LIVRE LU ....

SITE INTERNET DES ÉDITIONS LEDUC.S

D'ores et déjà, retrouvez l'intégralité de notre catalogue sur notre site **www.editionsleduc.com**, et achetez directement ceux qui vous intéressent, au format papier ou numérique.

Achevé d'imprimer par Novoprint
Dépôt légal : mars 2016
Imprimé en Espagne